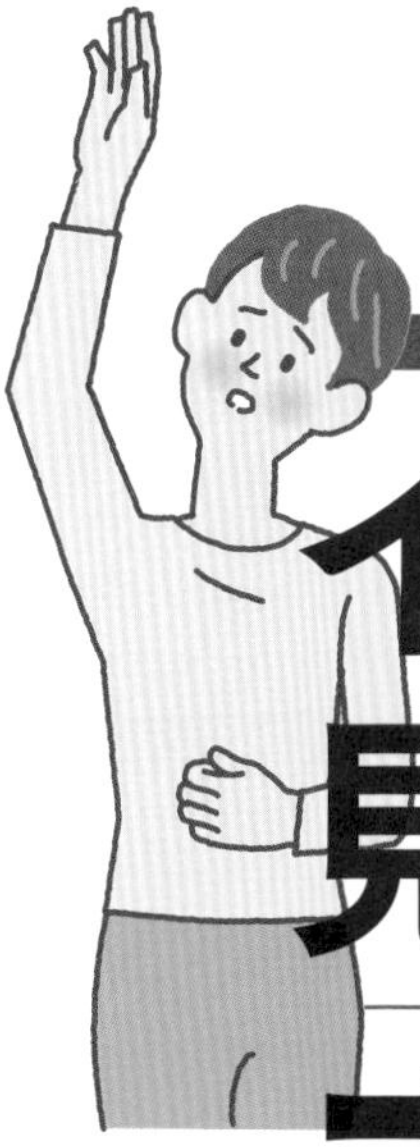

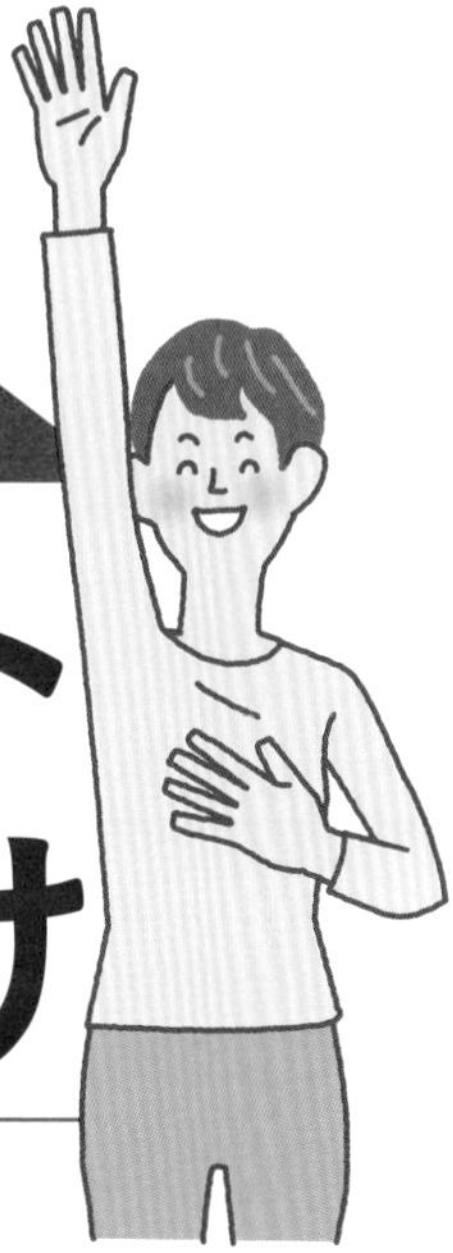

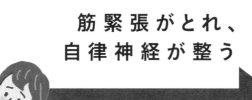

筋緊張がとれ、
自律神経が整う

イラスト見るだけ整体

著者
「難治性患者専門」特命理学療法士、
アレクサンダー・テクニーク教師
大橋しん

監修
医師
芦田京子

KADOKAWA

この本のからくり

STEP 1

きらくにこの本を読む

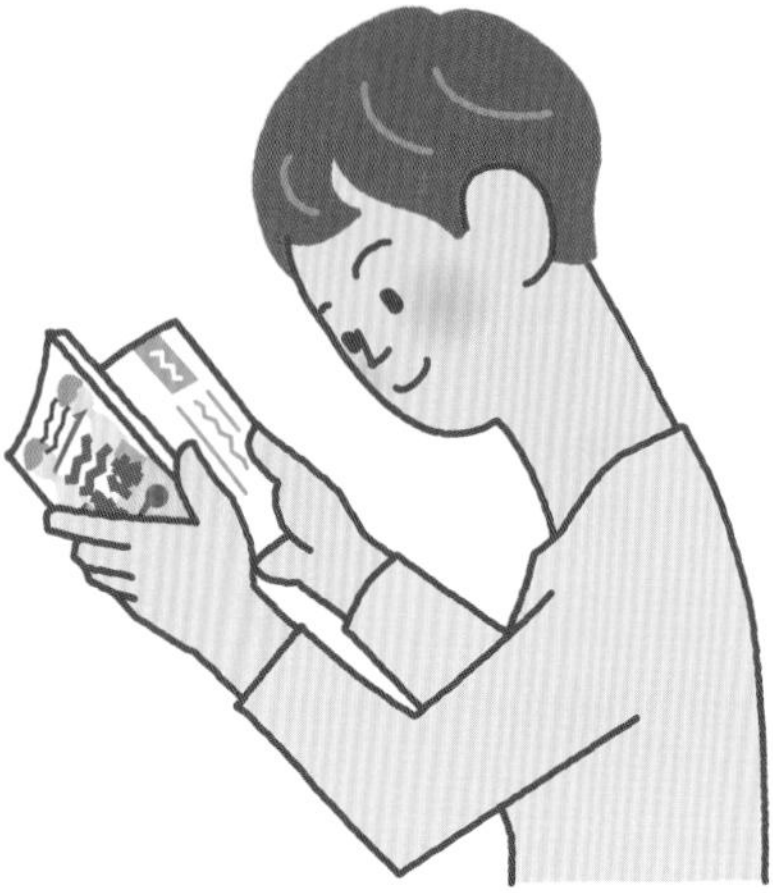

STEP 2

頭の中の「体のイメージ」が変わる

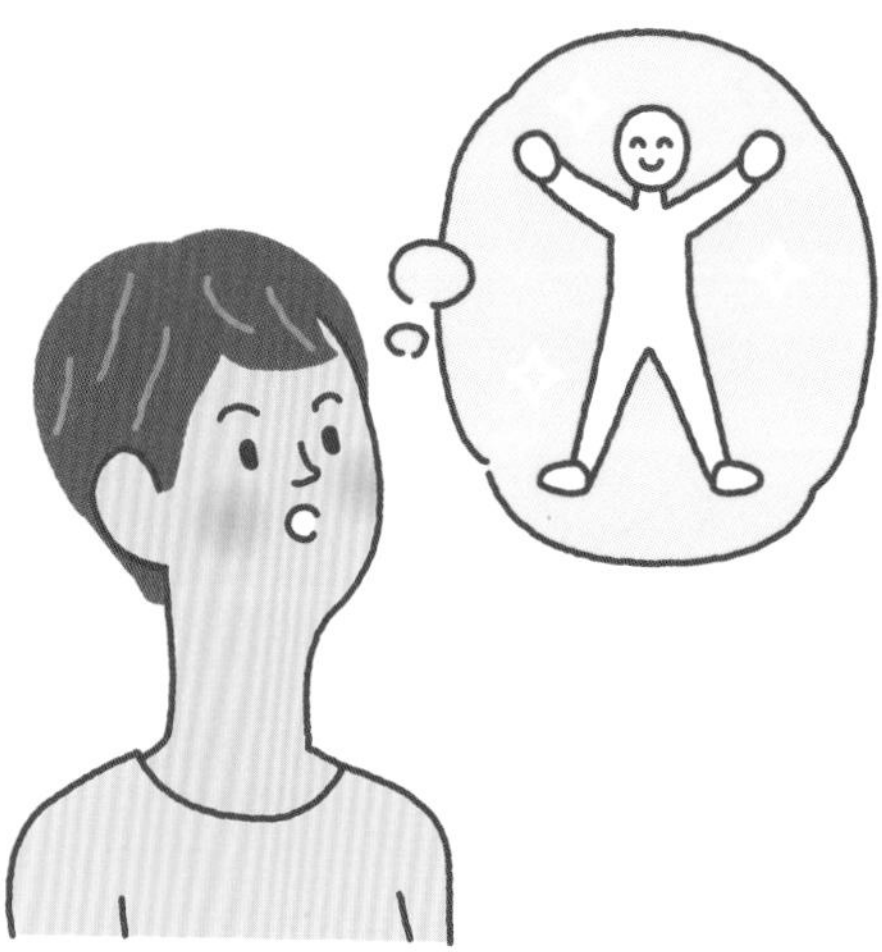

STEP 3

「体のイメージ」に合わせて体が変わる

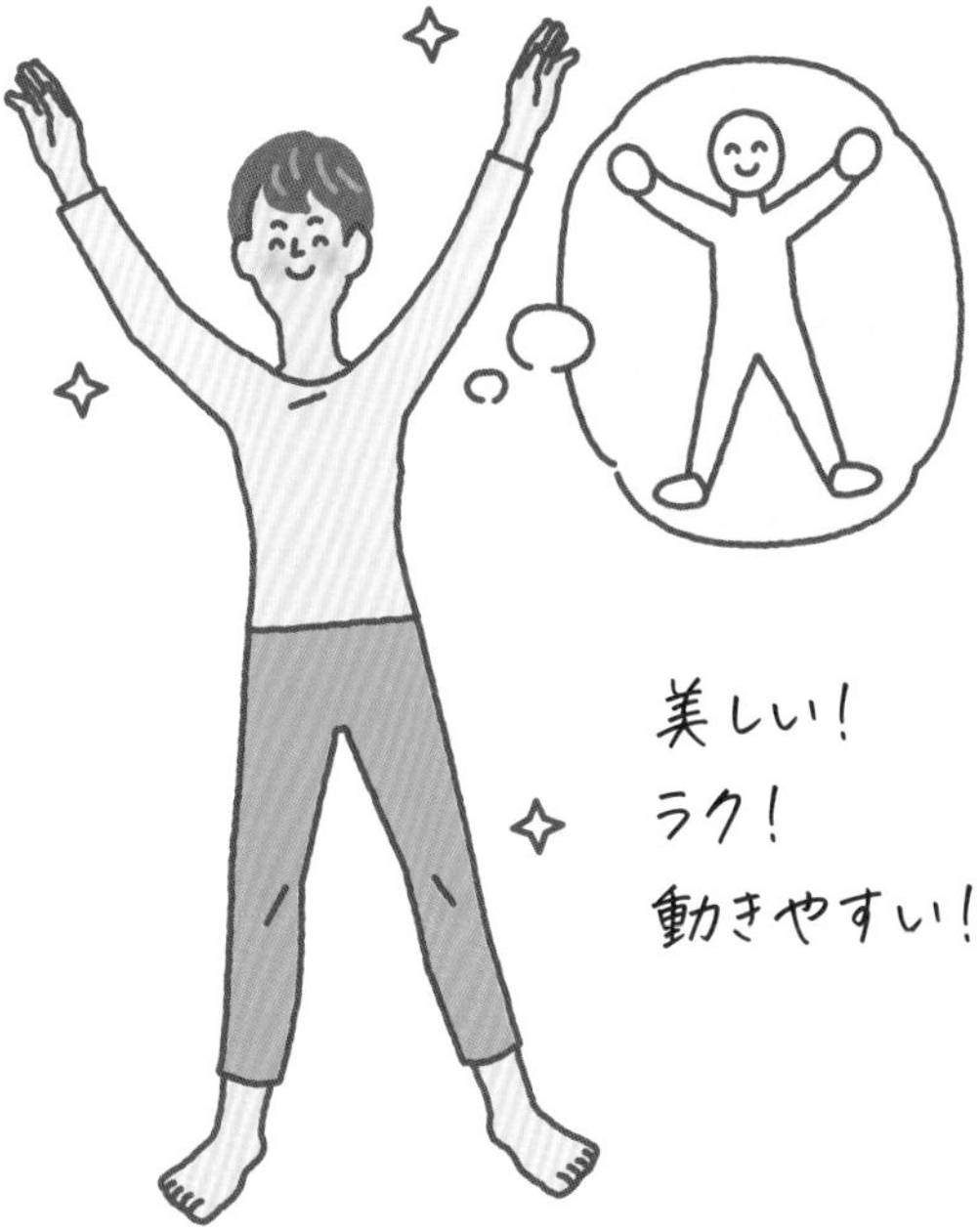

STEP 4

「神」レベルのリラ〜ックスへ

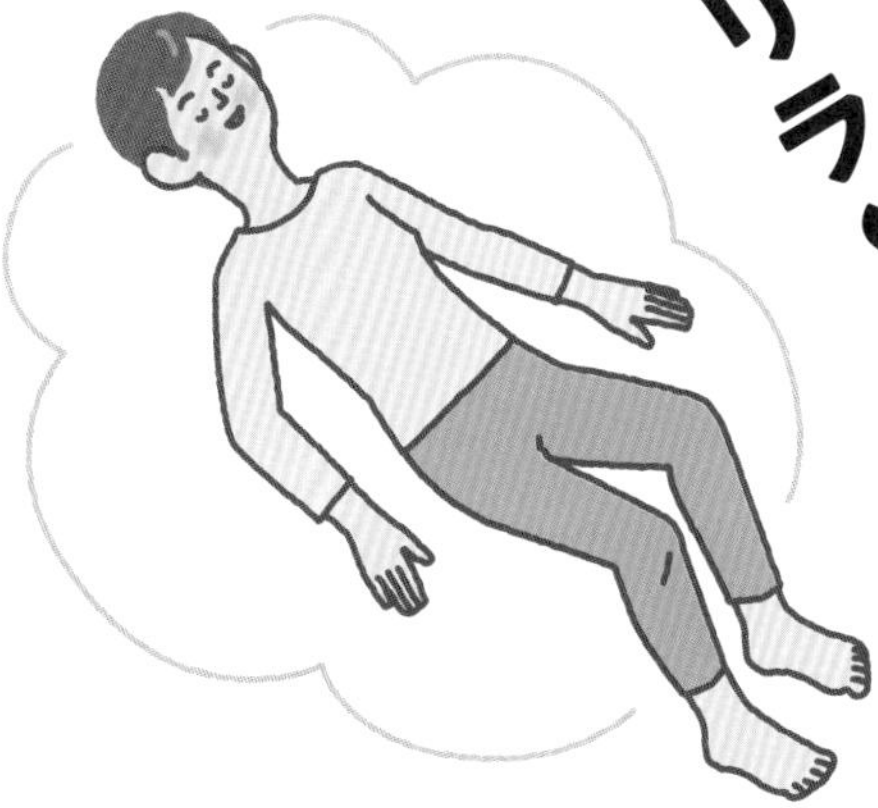

体験談は118ページ〜へ

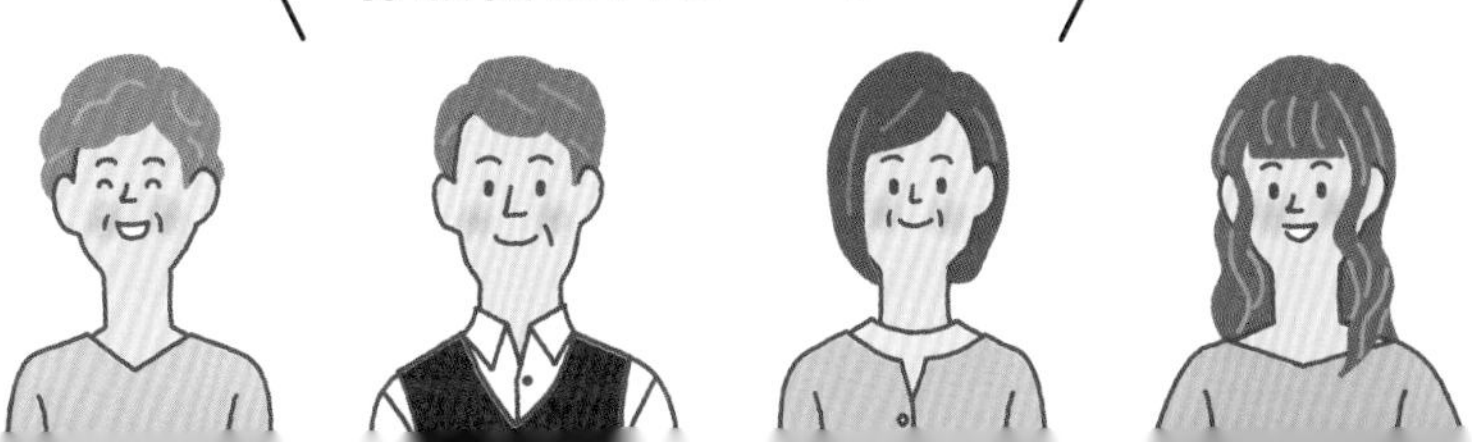

はじめに

イラストを見るだけで整体？

そんなバカな、と思った人も多いかもしれません。

しかしこれ、実はものすごく理にかなっているんです。


ストレス社会において、私たちの体は、ほぼ例外なく「筋肉の慢性的な緊張」に覆《おお》われてしまっています。

すでに、何らかの不調に苦しんでいる人もいることでしょう。

それは、整体やマッサージに行ったからといって、根本的に改善できるものではありません。

なぜなら、私たちの多くは、体について「実際とかけはなれた、間違ったイメージ」を持ってしまっているからです。


「体に働きかけるより、頭に働きかけるべき」

病院ではお手上げだった難治性の患者さんを、何千人も快方に向かわせてきた中で、私がたどり着いた結論です。

この本は、「筋肉の慢性的な緊張」の根本原因であり、あなたを知らず知らずのうちに苦しめている「間違ったイメージ」から解放します。


子どもの頃、草っぱらを駆け回っていたときのような……「どこにもこりや痛みのない、自由でのびやかな体」を思い出し、取り戻す。

そんな最高の整体メニューを、つくることができました。

ベースになっているのは、今メディアでも注目を集めている、無意識の筋緊張を取り除く身体技法「アレクサンダー・テクニーク」です。

「努力や施術では到達できない、神レベルのリラ〜ックス」を、ぜひ体験してみてください。


「難治性患者専門」特命理学療法士、アレクサンダー・テクニーク教師　大橋しん

監修のことば

自律神経のバランスを整えるという点からも、本書『イラスト見るだけ整体』のアイディアは、とても理にかなっています。

この本は、イラストを見るだけで、体に対する「さりげない意識」が自然とよい方向へ向くように構成されています。

つらかった体が、ラクなほうに、ラクなほうに、促されていく。ずっと滞っていたところに、やさしい流れが戻ってくる。

そんな自由で解放感にあふれた感覚に、ぜひ身をゆだねてみてください。

今まで考えたこともない、想像もしなかったようなイラストもあるでしょう。でも、だからこそ、あなたの体の中で「バランスが整っていない部分」に、光を当てることができるのだと考えます。

体に意識を向けていると、だんだん心も落ち着いてくるものです。イラストによって、のびやかな体へと促されて、体の緊張もやわらいでいけば、しだいに自律神経も副交感神経が優位になってきて、バランスが整ってきます。

本書は書籍ではありますが、伝えようとしていることは、最近セルフケアとして定着しつつある、瞑想やマインドフルネスに近いかもしれません。

大橋先生は、ご自身のつらいご経験、豊富な治療実績をもとにアレクサンダー・テクニークを極め、「同じように苦しんでいる方々を楽にしてあげたい」という純粋な思いで日々クライアントに寄り添われています。

一人でも多くの方が本書を手に取り、救われることを願ってやみません。

AshidaClinic院長　芦田京子

もくじ

何が問題か？

背中のこり・痛みの改善

多くの人の体では、
「あること」が起こっています。
それは何だと思いますか？

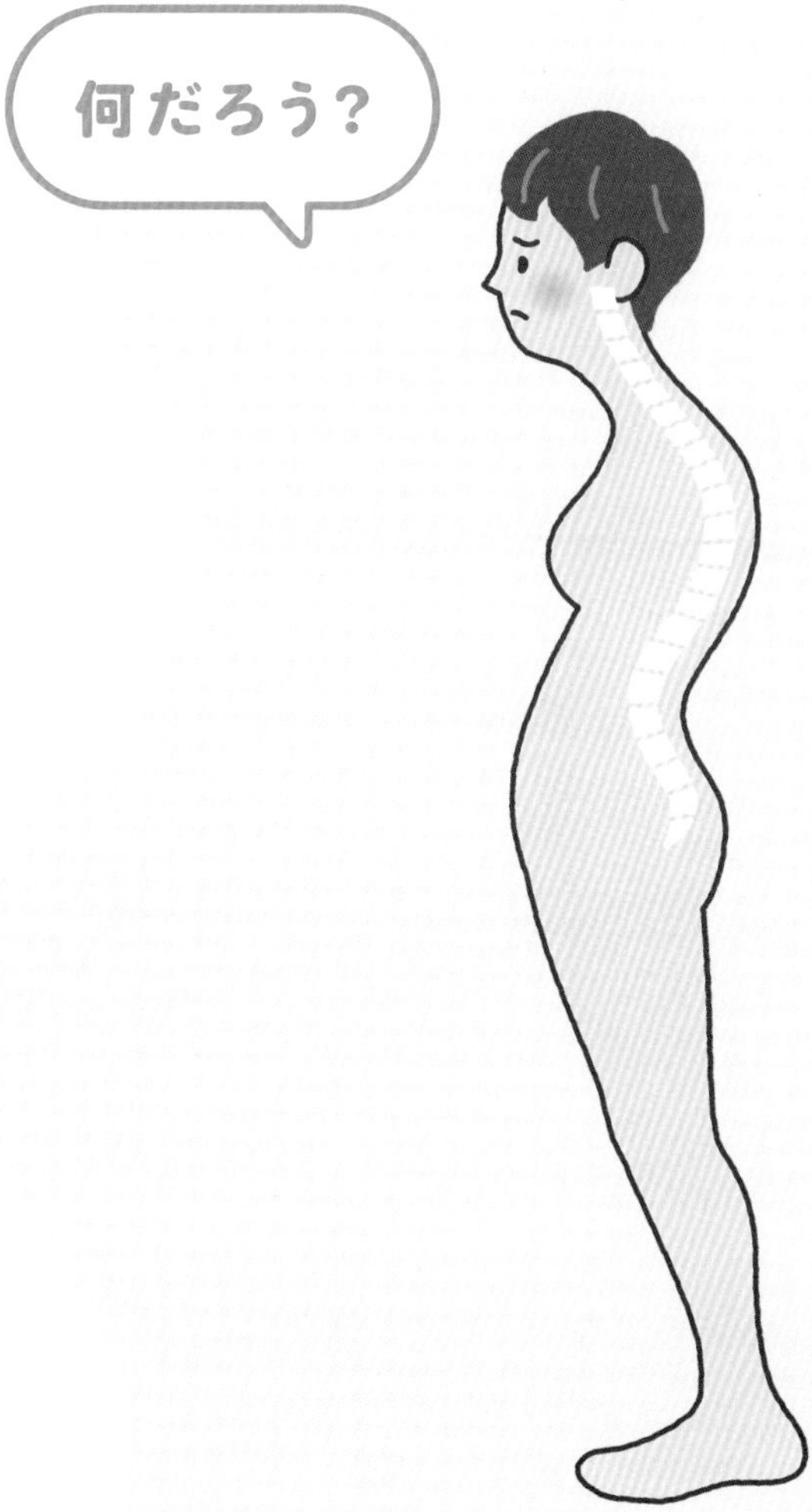
何だろう?

知らぬ間に起きている「押しつぶし」

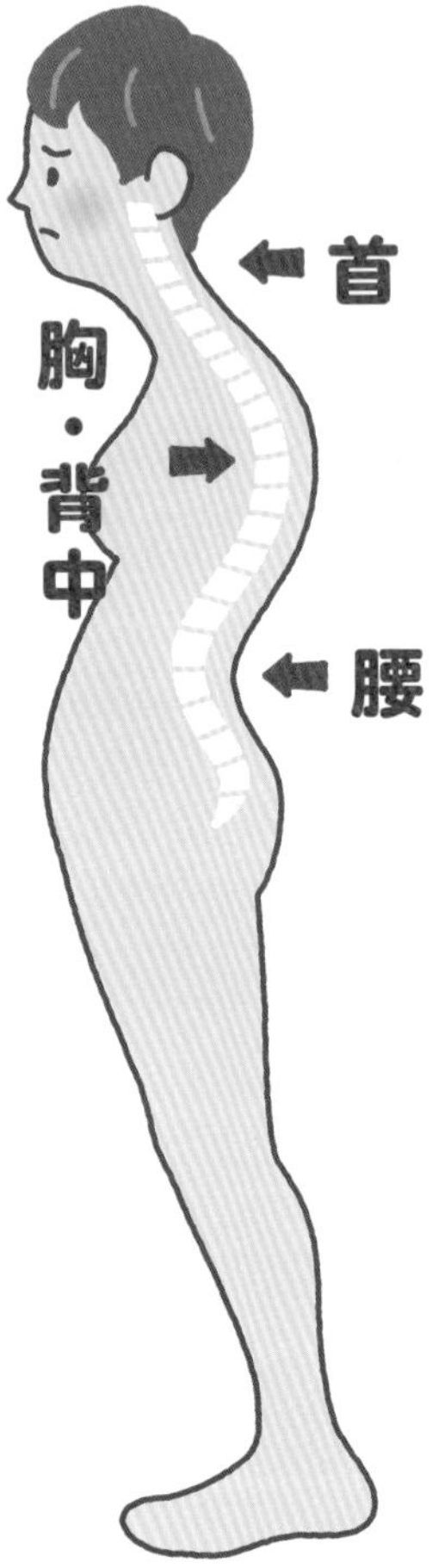

押しつぶしに気づけば、体は変わる まずはそこがスタート！

すぐに疲れる、やりたいことがうまくいかない……。

そんな人の体では、「あること」が起こっています。何だと思いますか？

それは「押しつぶし」です。

体の各部分はそれぞれ重さを持っています。その重さのバランスがうまくとれていないときに、押しつぶしは起こります。首、胸・背中、腰のあたりです。

押しつぶされている部分があると、どうなるか。筋肉はかたくこわばって、それ以上崩れ落ちないようにします。

もしあなたが、押しつぶしに気づかないまま、こわばった体で仕事をしていれば、当然、作業がやりにくくなったり疲れやすくなったりします。

体だって、役割をこなすのに軽やかでいたいし、仕事のないときだったら、リラックスしたいはずです。

まずは「よけいなことをしてしまっている」と気づくところからスタートしてみてください。**体の自然な働きによって、押しつぶしをやめようとする動きが感じられるかもしれません。**

何かをやめる第一歩は、それをしていることに気づくことなのです。

方針

反り腰・腰痛の改善

この「押しつぶし」をしないためには、どうしたらよいと思いますか？

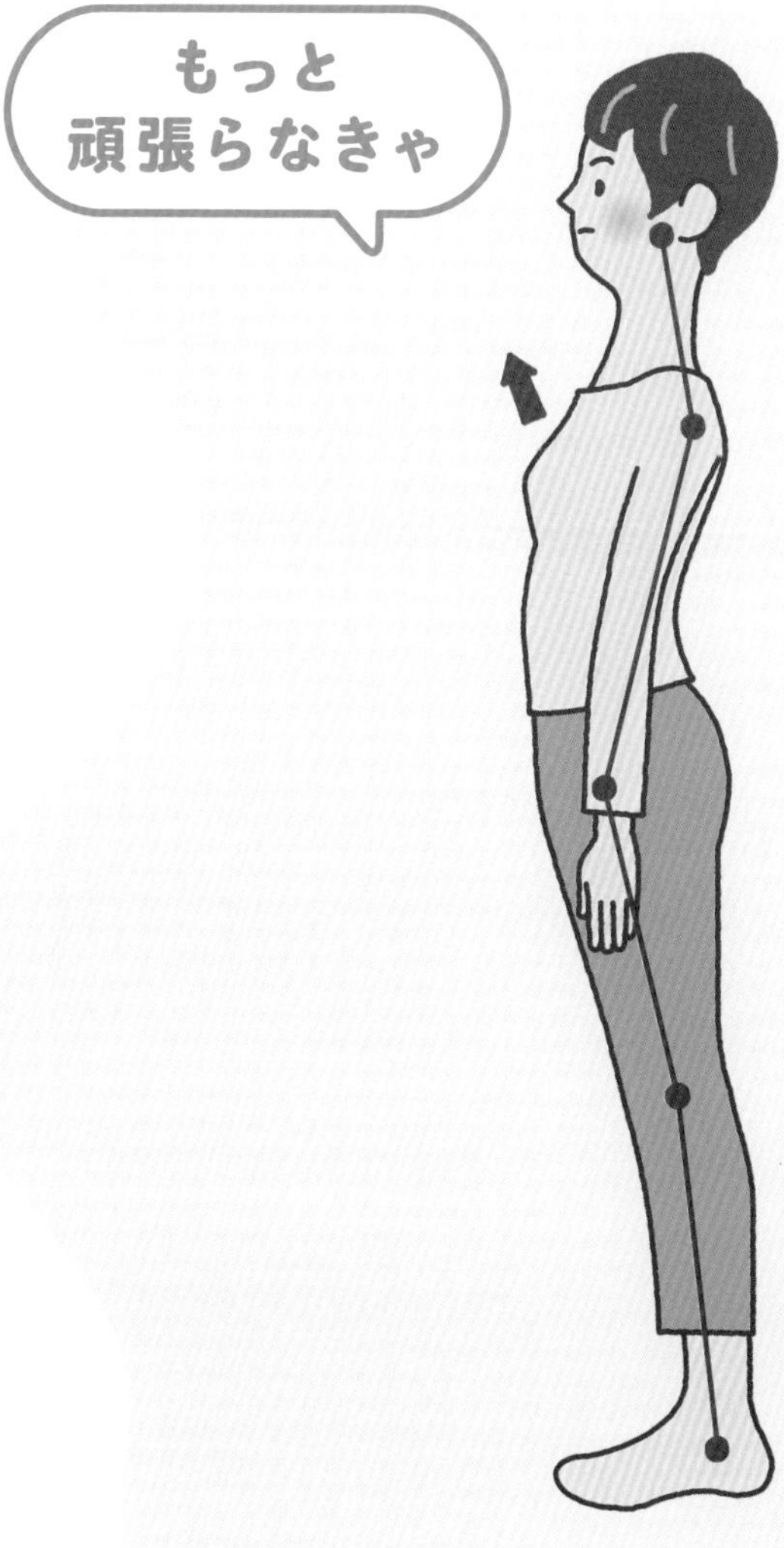
もっと
頑張らなきゃ

よけいな努力をせず骨で立つ

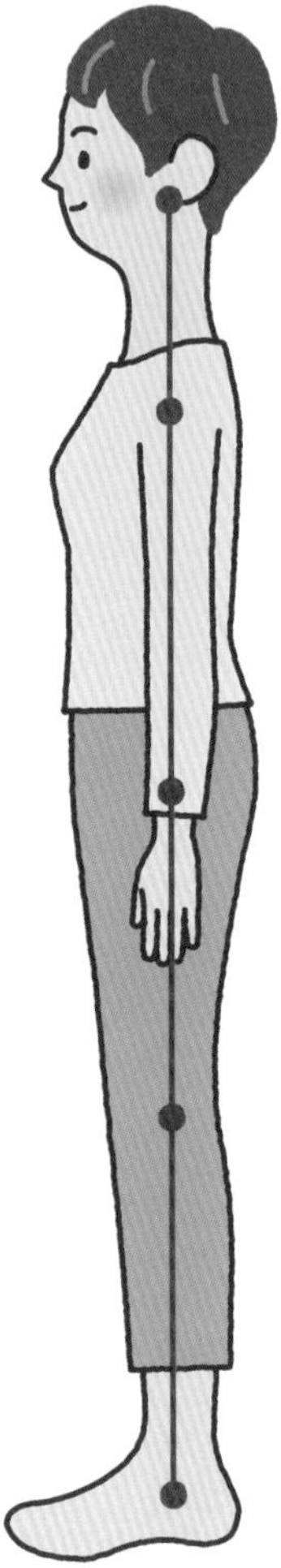

上から重みが乗っても骨は押しつぶされない

ではこの「押しつぶし」をしないためには、どうすればよいと思いますか？

筋肉に力を入れて、頑張って胸を反らしますか？

「押しつぶし」に抵抗して、力づくで押しのけるなんて……それこそ「よけいな努力」をさせることになって、体にとっては本当に迷惑な話です！

そんなときに、頼りになるものがあります。

それは骨です。骨は、上から重さが乗っても、押しつぶされません。

イラストのように、足の上に上半身を、上半身の上に頭を……というように、順番に乗っけていく要領でバランスをとってしまえば、重さは地面まで骨を伝って下りていくのです。

骨に頼ることができると、押しつぶされたり、崩れ落ちたりする心配がなくなるため、筋肉をこわばらせる必要もなくなります。

解放された筋肉はやわらかくなり、必要なときにだけキビキビといい仕事をしてくれるようになります。

姿勢を支えるのは、筋肉ではなくて、骨。ぜひ体で感じて覚えてください。

一番大切なこと

首こり・肩こりの改善

全身の緊張をとるために、一番大切な「体の部位」はどこだと思いますか？

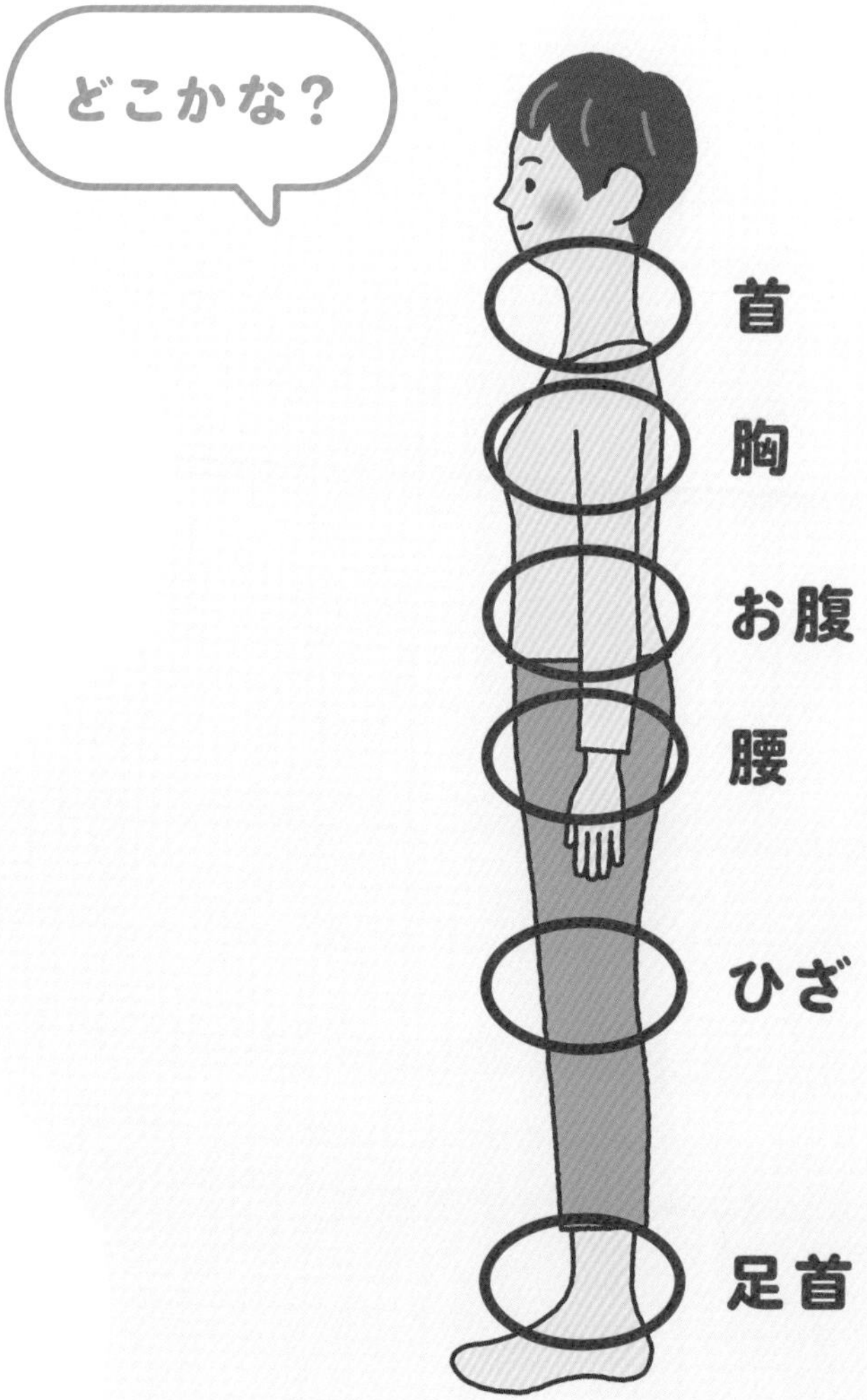
どこかな？
首
胸
お腹
腰
ひざ
足首

一番大切な「首」を長く自由に

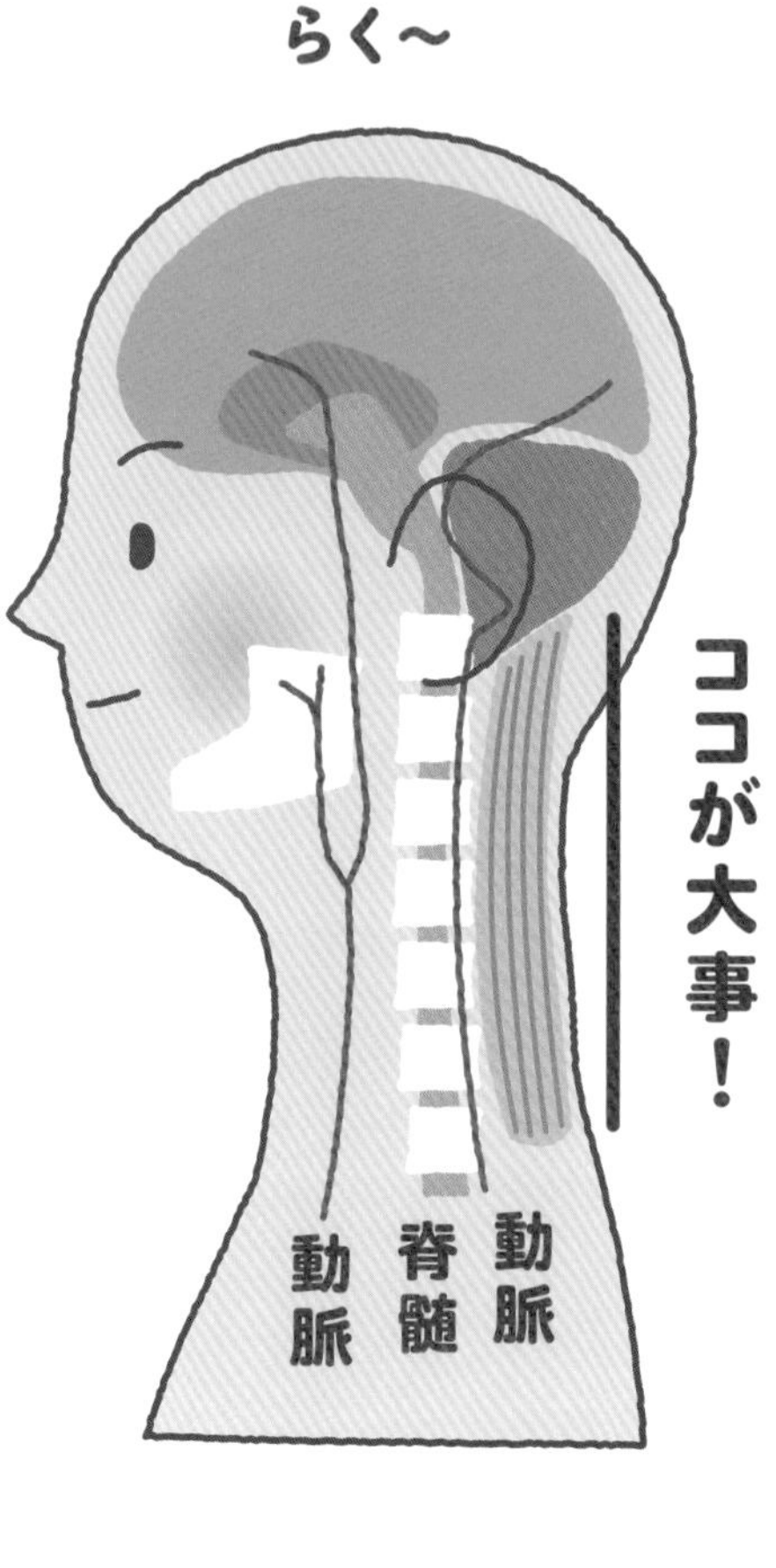

諸悪の根源は「首の後ろの筋肉」の緊張だった

イキイキと動くために最も重要なことは、「首の後ろの筋肉」がこわばっていないこと。イラストで示したところがこわばっていなければ、頭と背骨はお互いに自由に動けます。

反対に、首がかたいと、背骨に対し頭を固定してしまうことになります。するとすべての動きにブレーキがかかって、大変な努力が必要になってしまいます。

人間も含めた、すべての脊椎《せきつい》動物の最大の弱点は首です。首には、脳と体を結ぶ脊髄《せきずい》や動脈が通っています。そのため、首をギュッとつかまれたり、噛みつかれたりすると、全身がうまく動かせなくなります。

問題なのは、首の後ろの筋肉がかたまって、頭が固定されている状態が当たり前になってしまうことです。**動きが封じられるばかりか、「脳血流の低下」「脳内ホルモンのアンバランス」「自律神経の乱れ」「血圧の上昇」「心臓血管への負担」をドミノ倒しのように引き起こしてしまいます。**

いずれも「生活習慣病」になるリスクを高めるものです。早くその重要性に気づいて、首を自由にしてあげましょう。

ここからは、首の後ろの筋肉の緊張を取り除いていきます。

ところで、
「頭」と「首」との境目は
どこにあると思いますか？

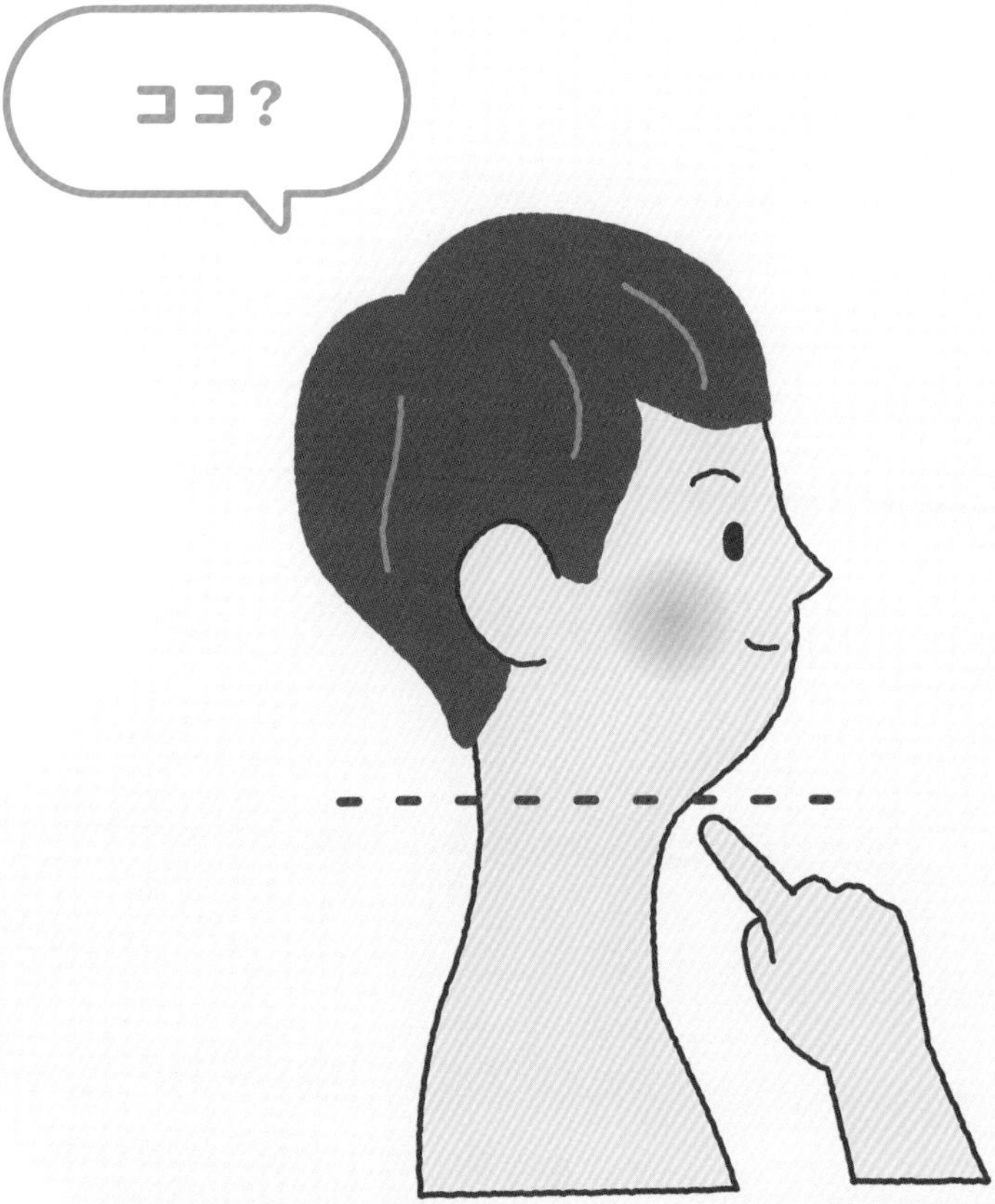
ココ?

「耳・鼻」のラインで頭と首が分かれる

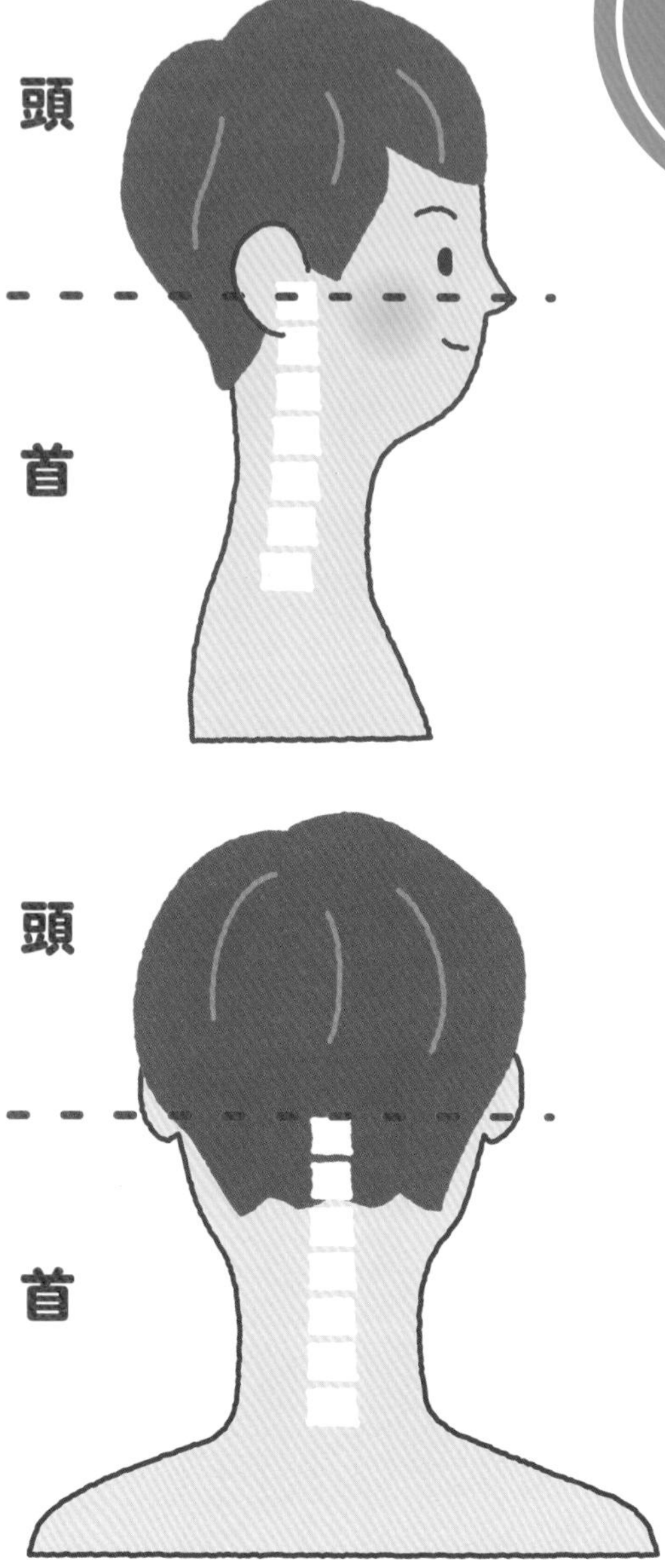

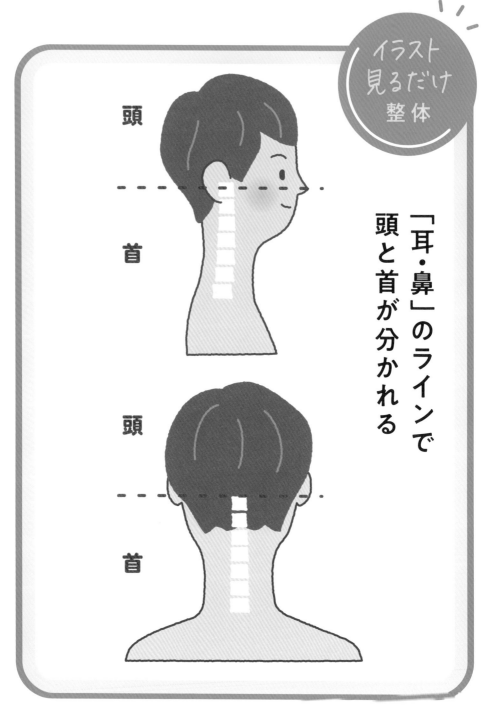

「頭」と「首」の境界線を知るだけで首は自由になる

ところで、「頭」と「首」の境界線はどこにあると思いますか？

おそらく多くの方は、最初のイラストのように「のどもと」を指しているでしょう。一般的には、タートルネックのえりの上端が、ちょうど頭と首を分ける境界線とされているのではないかと思います。

ところが、医学的・解剖学的には、それは間違っています。「頭」と「首」の境界線はもっと上、耳のあたり。両耳の穴と鼻の頭を結んだライン、なのです！

頭の骨（頭蓋骨）と、一番上の首の骨が、そこで接しています。**頭というものは、思っているよりも小さく、かなりの割合は首に属することになります。**

頭の骨は動きませんが、首の骨は連続体なので、動きます。そして、ボウリング球ほどの重さがある頭をちょこんと乗せ、ヨヨヨっとわずかにゆらぎながらバランスをとっているのです。もし首の骨が動かなかったら、頭がこぼれないよう筋肉で固定しておかなければならないから大変です。

「頭」と「首」の境界線を知ると、頭が背骨の上に乗っかってきます。首の筋肉は自由になり、やわらかさを取り戻すことができるのです。

猫背の改善、
パフォーマンスの向上

頭を持ち上げて、
首を長くしてみてください。

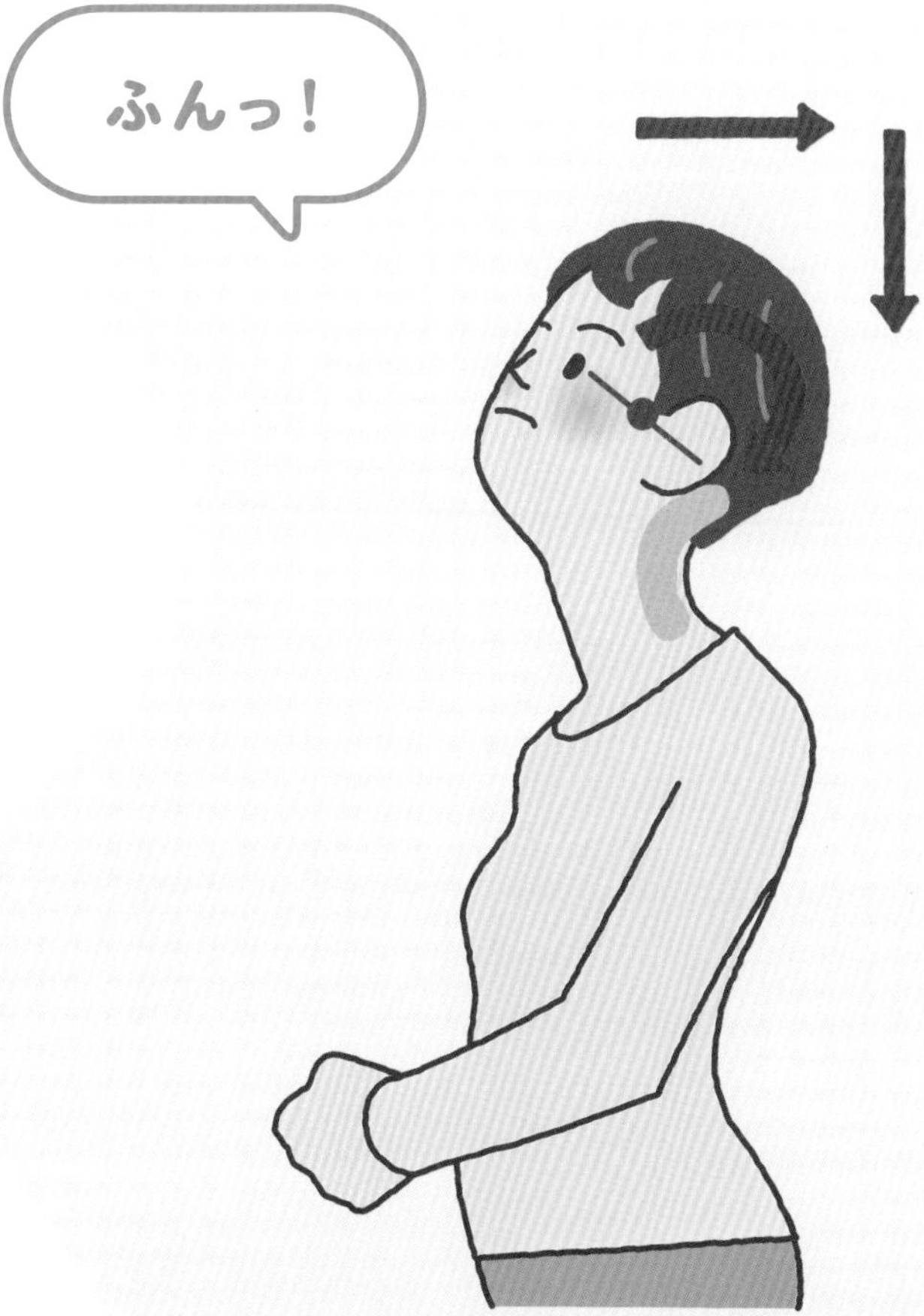
ふんっ！

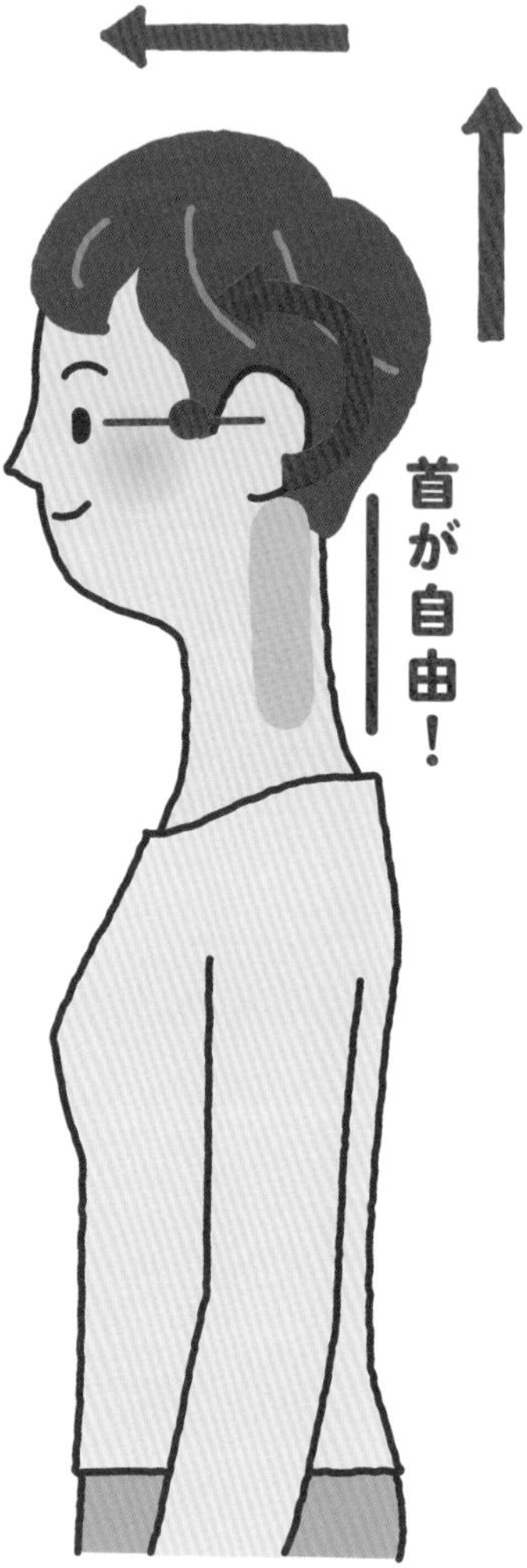

頭は上へ前へ

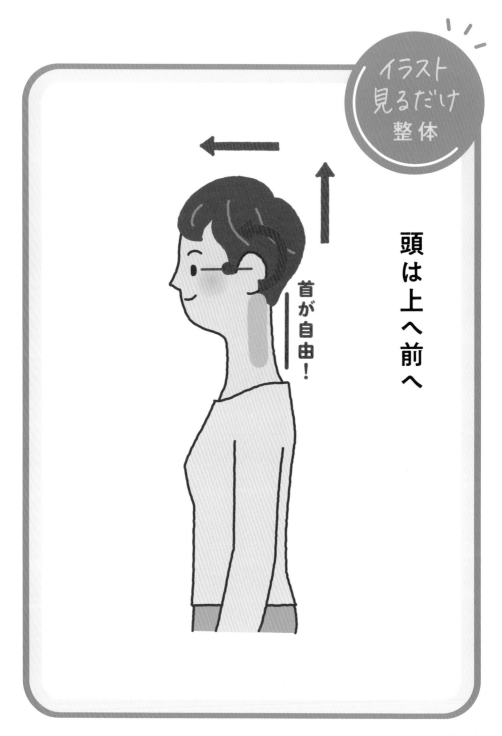

「頭が上へ前へ」行けば首の後ろが縮まない

先ほど、22ページで「首を長く自由に」と言いましたね。このときに、「首を長くしよう！」と、気合いを入れて頑張ってはいけません。

そういう力みがあるとき、頭がどんな感じに動くか観察してみてください。おそらく、首を反らしてあごや胸を突き出しているのではないでしょうか？しかしそれでは、重い頭が後ろにこぼれて、首が縮んで背骨がうまく動かなくなってしまいます。

その気合いや意気込み自体は、素晴らしいものです。でもこの本ではそれをすべて脇に置いておいてください。

「首を長く自由に」するためのポイントは、「方向」です。**イラストのように「頭が上へ前へ」いく、「逆Cの曲線」をイメージしてください。**

すると、背骨の上に頭がふわっと乗っかっていく感覚がわかると思います。頭をぐいっと持ち上げてはいけないのです。

頭が背骨に支えられると、首の筋肉は頑張らなくてよいので、こわばりをほどくことができます。これが、全身を心地よく使うのに必須の「頭が背骨に乗っかっていく」方向なのです。

背骨・体の中心

立ち姿勢がラクに、
お腹がへこむ

ところで、
背骨って、どこに
あると思いますか？

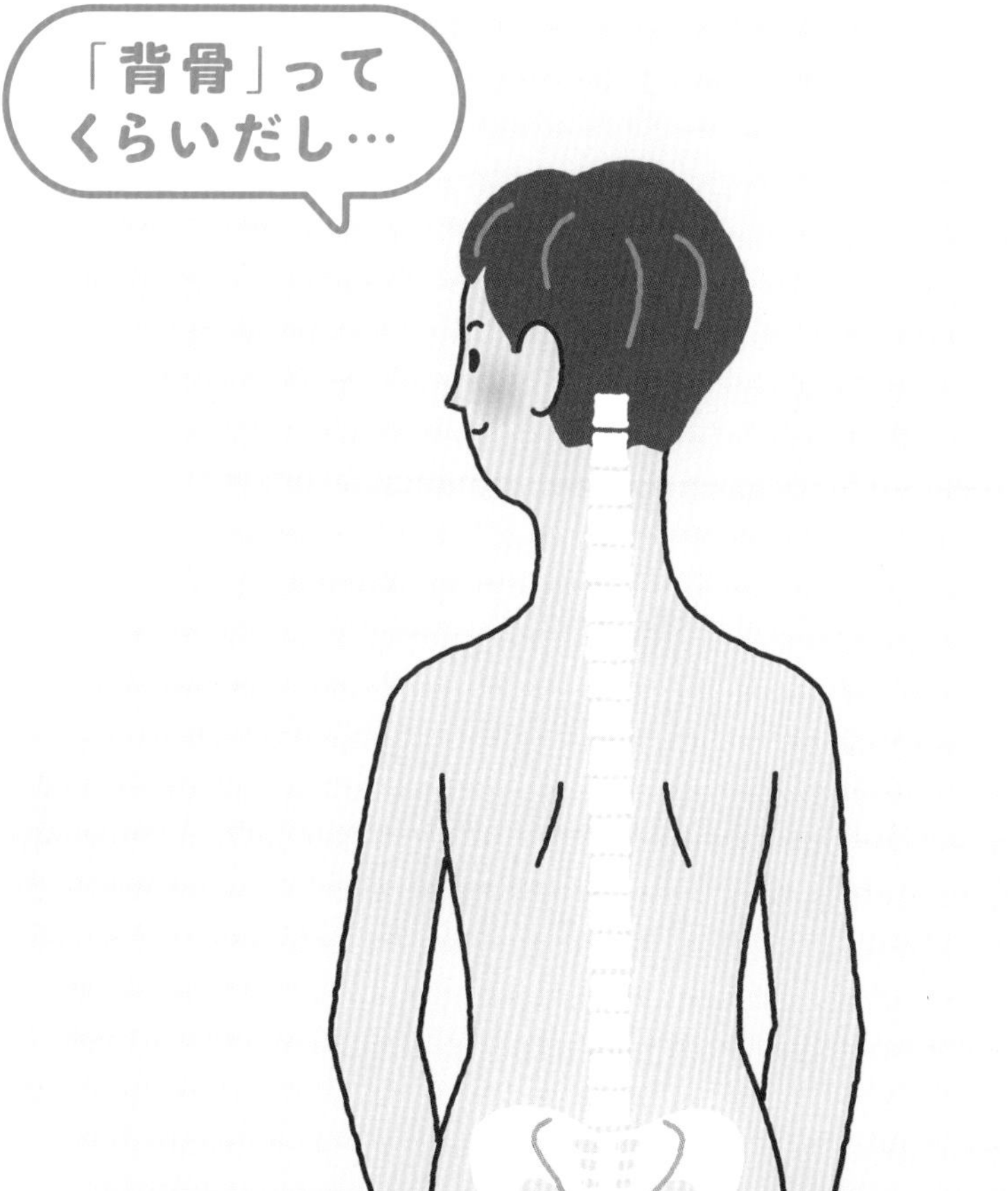
「背骨」って
くらいだし…

イラスト
見るだけ
整体

背骨は体の真ん中を通る

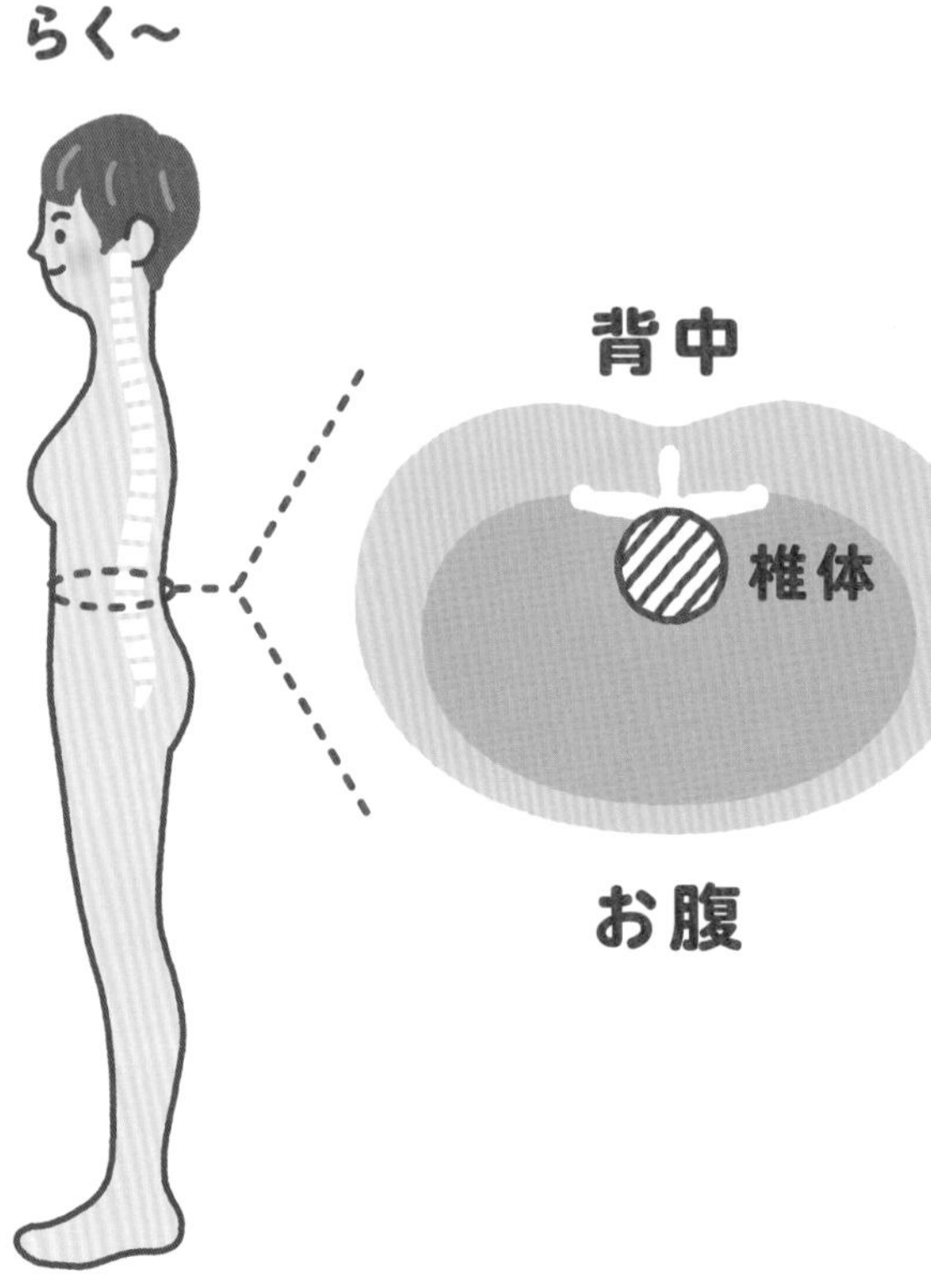

「背骨は思ったより前」がわかると体を支えるのがラクになる

「背骨がどこにあるか？」と聞かれたとき、あなたはきっと背中の骨の隆起《りゅうき》を思い浮かべるのではないでしょうか？

確かに、それは背骨の一部です。

ところが、背骨の中でも肝心の支えを担っている中心部「椎体《ついたい》」は、イラストのように、びっくりするくらい中心近くにあるのです！

多くの方は、背骨が支えてくれている場所を背中側だと思い込んでいます。

そのため、「姿勢を真っ直ぐにしよう！」と思うと、背中側の筋肉をカチカチにかためてしまう傾向があります。つられて肩も腰も首もこりかたまっていく……という、あまりよくない習慣を持つようになってしまいます。

残念ながら、背中には背骨の支えはないのです。

あなたの重さを支えてくれる大黒柱は、体の中心にあって、お腹からも背中からも深い位置にある「椎体」です。

本当の支えの位置を知れば、むやみに背中をかためることもありません。

背中がゆるんでも姿勢は崩れることがないとわかり、安心してゆったりとした体になることができるのです。

背骨をピンと伸ばして、
背筋を伸ばしてください。

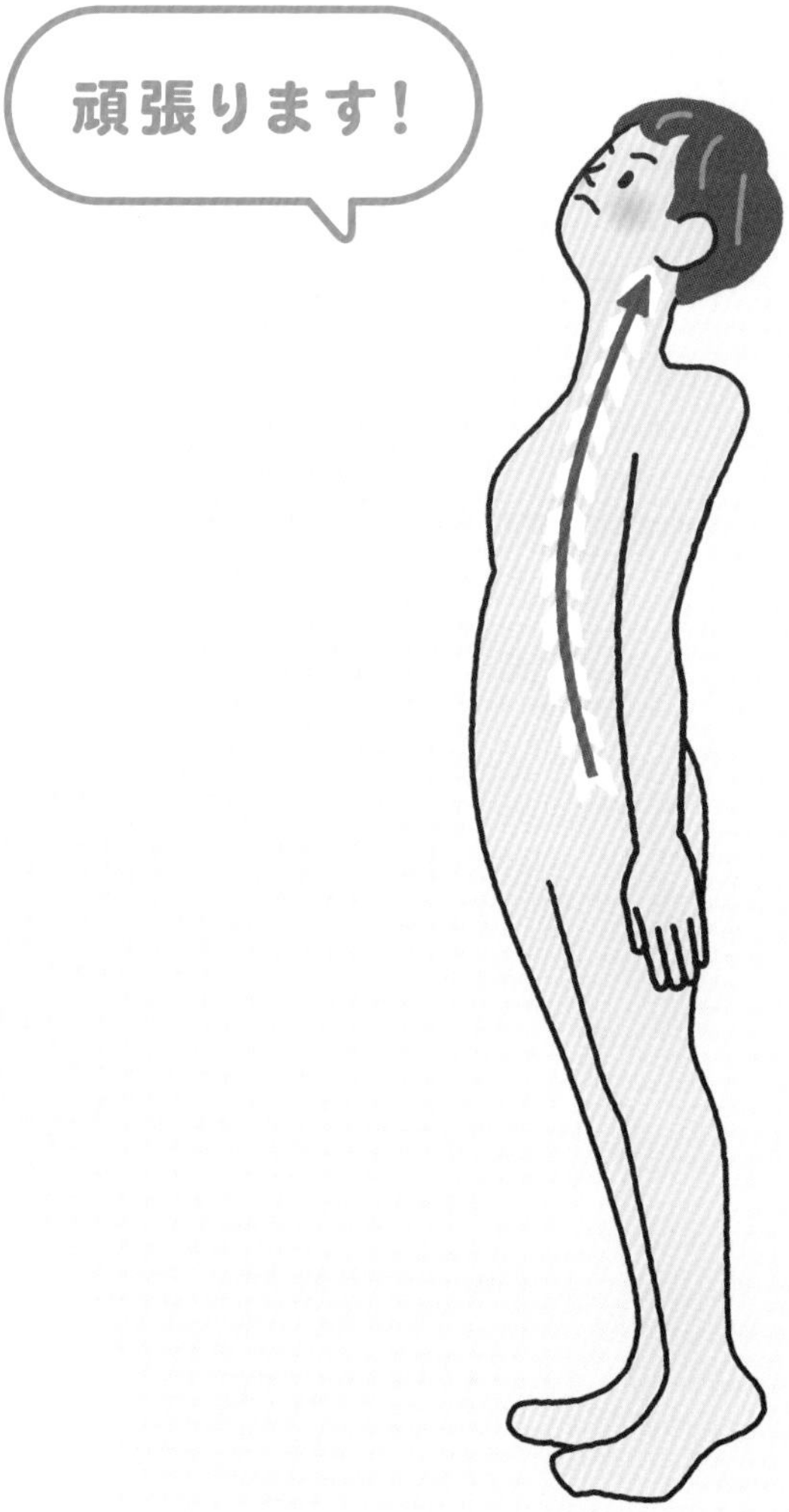
頑張ります!

イラスト
見るだけ
整体

背骨は下に垂れ下がる

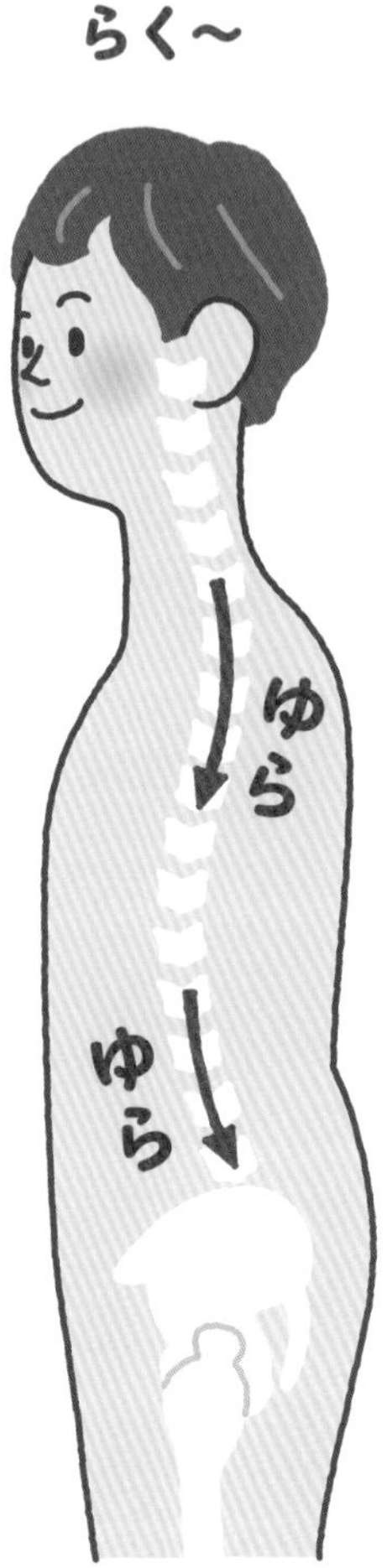

頭から背骨が下りてくる感覚に委ねる

子どもの頃、「背筋をピンと伸ばしなさい！」なんて言われたらどうしていたか覚えていますか？

きっと頭の中の「ハイ！」なんて掛け声とともに、背骨を真っ直ぐにするつもりで、頭が後ろにそっくり返るほど体を突き上げていたんじゃないでしょうか。でも、突き上げられ、そっくり返った頭は重いですから、支える首はカチカチにかたまってしまいます。それでは美しさともリラックスともほど遠い体になってしまっていますね。

背骨が頭の下に降りながら、ゆらいでいるとイメージしてみてください。こわばりがあってゆらぎが感じられませんか？　それなら、背骨は鎖のように一つ一つが独立した動きをする連続体だと思い、ちょっとだけ時間をかけてその動きに身を委ねてみましょう。

背骨にゆらぎがあれば、リラックスしたまま背筋を立てていられるようになります。**それは子どもの頃に「背筋をピンと伸ばしなさい！」と言われたときのカチコチの体とずいぶん違うはずです。**そんな「以前とは違う」ことに気づくことが、今までの習慣を変えていく有効な手立てになるのです。

胴体

ムダな力みが抜ける、
やわらかい印象に

大きく胸を
張ってみてください。

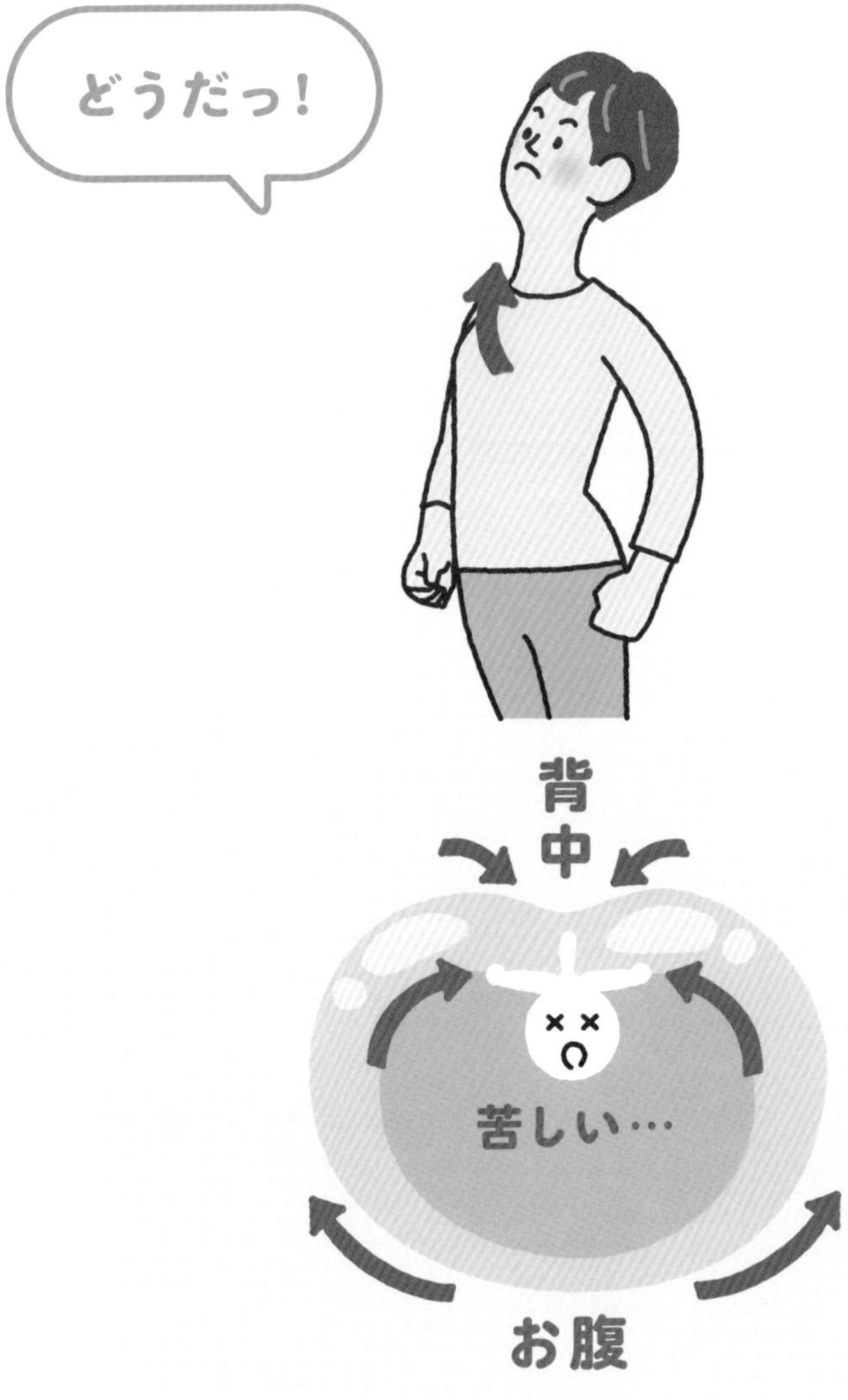
どうだっ!
背中
苦しい…
お腹

イラスト見るだけ整体

胴体は前も後ろも
広く長く

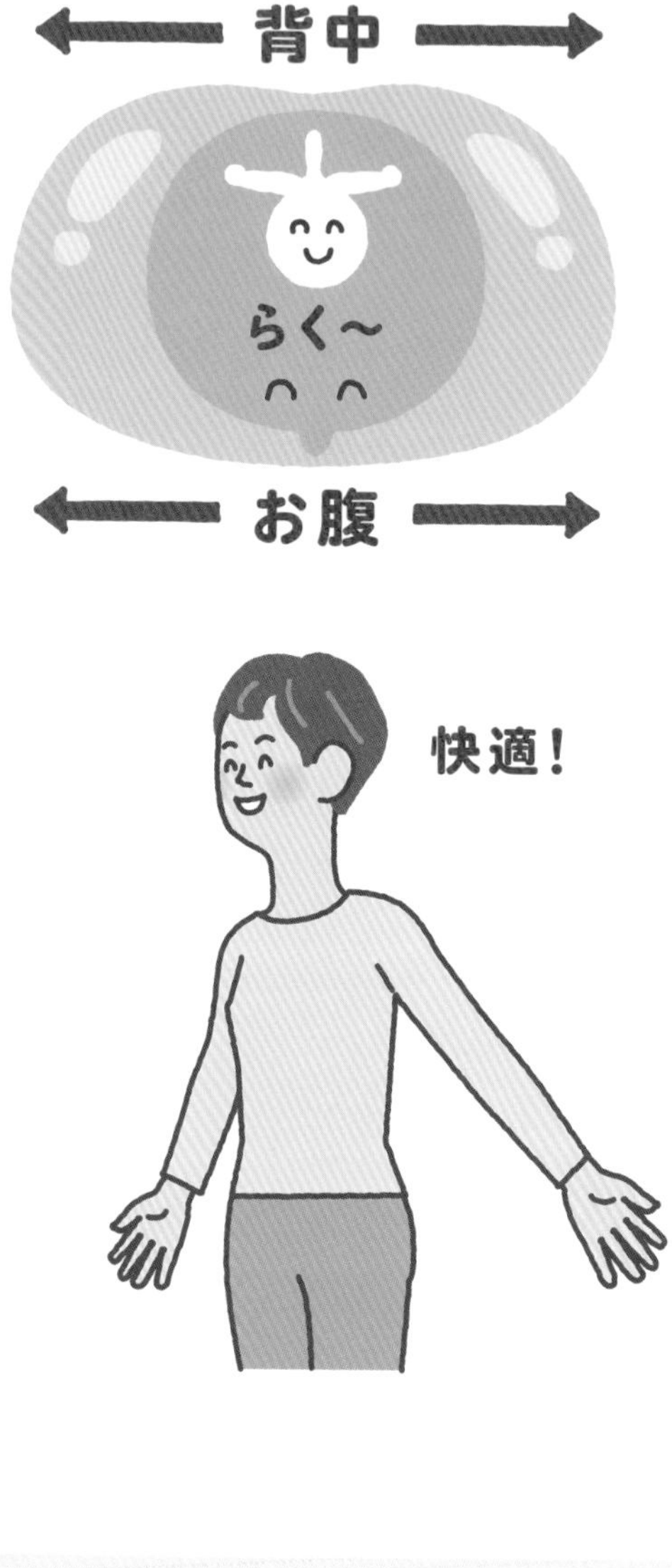

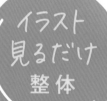

胸を張った姿勢では背骨が自由になれない

胸を張って姿勢をよくすると、堂々としているように見えます。キレイな姿勢だという印象を与えることも、できるかもしれません。

でも後ろ姿を見てみると……背中がギュッと詰まっています！　これもキレイな姿勢だと言う人もいるかもしれません。しかし、体がラクで快適か、という点ではどうでしょうか。

背中の筋肉は、他の筋肉と比べて大きくて強力です。それが緊張していると、常によけいな労力を割いていることになります。

背中に偏った張りは、姿勢バランスに必要な「背骨のゆらぎ」を押さえつけて、閉じ込めてしまいます。

姿勢バランスを微調整しているのは、内側の細かい筋肉（インナーマッスル）です。これがきちんと仕事をするには、背中をギュッとしている大きな筋肉（アウターマッスル）の活動は、かえって邪魔になるのです。

イラストのように、胴体の前も後ろも「広くて長い」とイメージしてみましょう。背骨が自由に動けるスペースが生まれ、押しつぶしもよけいな労力もないまま、背筋もスッとキレイにしていられるようになります。

股関節・体の中心

腰痛・股関節痛の改善、
動きがなめらかに

「上半身」と「下半身」は、
どこで分かれると
思いますか？

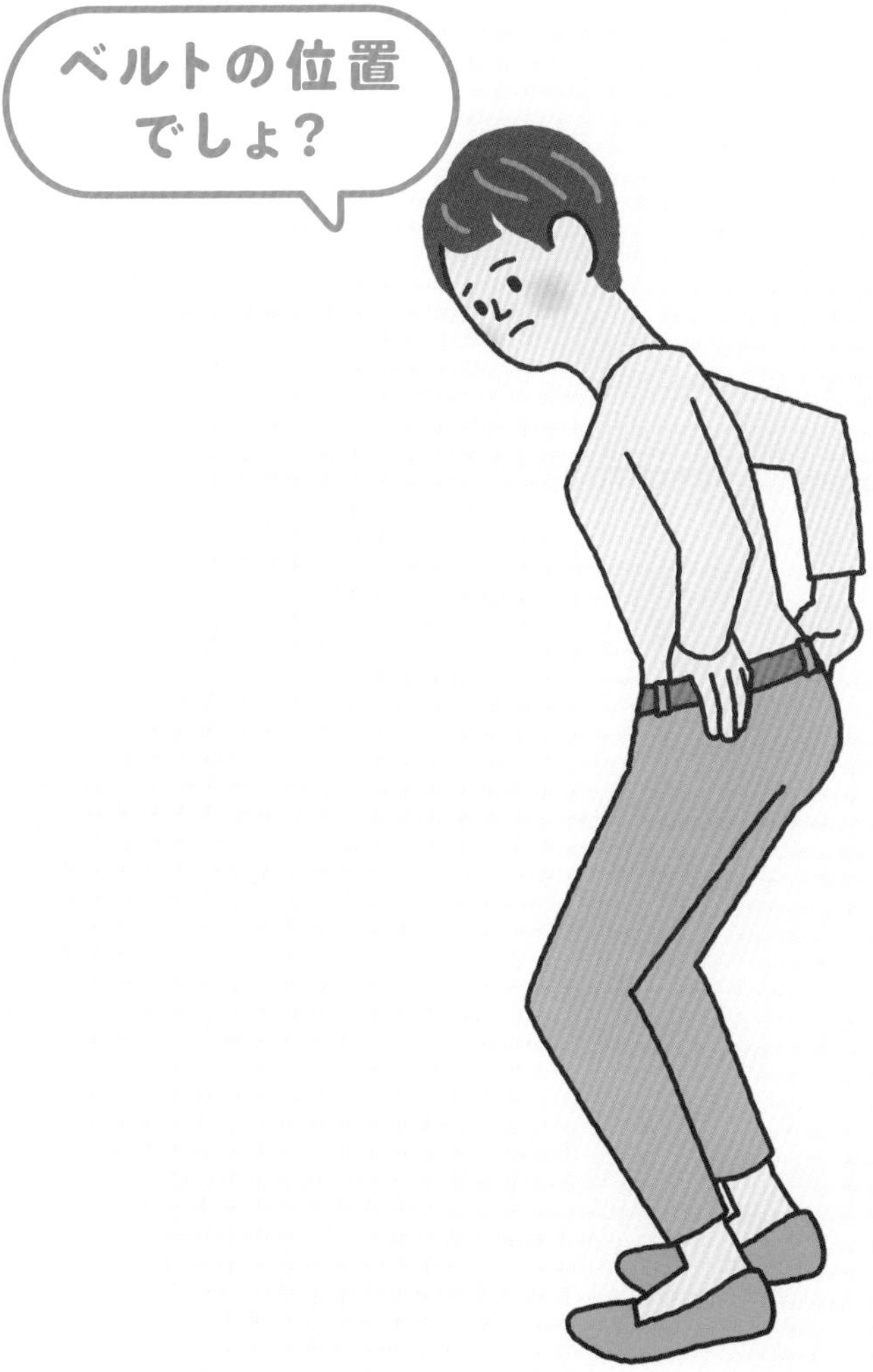
ベルトの位置
でしょ？

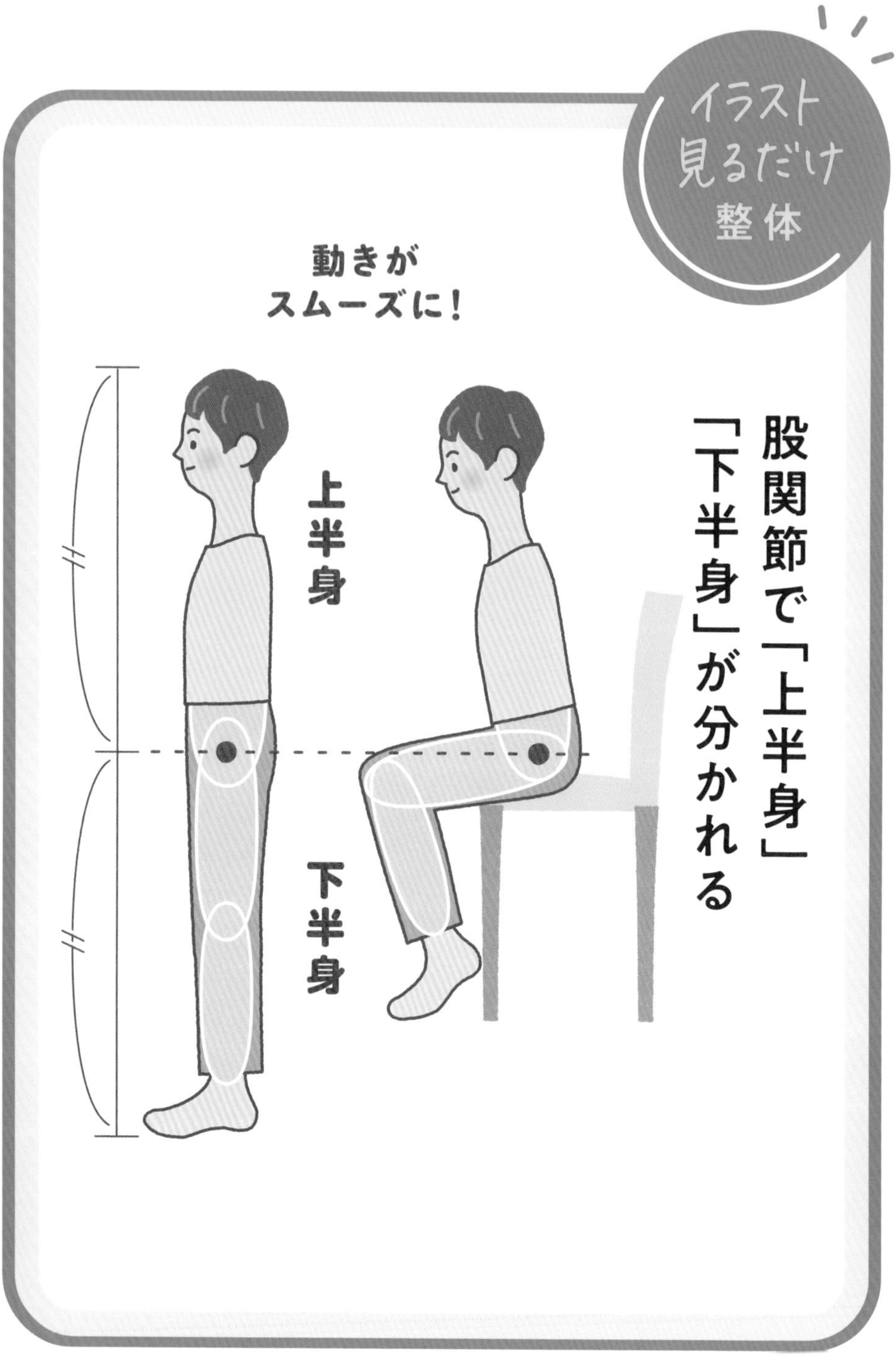
イラスト見るだけ整体
動きがスムーズに！
股関節で「上半身」「下半身」が分かれる
上半身
下半身

「股関節が中心」と知るだけで姿勢や動きがスムーズになる

あなたは、しゃがむとき、どこから体を折り曲げていますか？

この答えはとても重要です。それがどこであるかが、あなたの体の使いやすさや腰痛にも関わってきます。

もしその部分がウエスト（腰）だとしたら……、そこは体を折りたたむための関節ではありません！

その部分は腰椎《ようつい》という背骨の一部で、しなって上下からの衝撃を和らげるのに適しています。しゃがむときに腰を使い続けると、後ろの筋肉が頑張りすぎて、かたくなってしまいます。

しゃがむときに使いたいのは、股関節。股関節はちょうど身長の真ん中に位置しています。

ノートパソコンや、ひと昔前のガラケーなど、折りたたみ製品を思い浮かべてみてください。折りたたむ繋ぎ目（ジョイント）はどれも真ん中でしょう？　体をコンパクトにするにも、真ん中が最も適しているのです。

股関節を使ってしゃがめるようになったら、腰に負担もかからなくなり、日常生活でもスポーツでも、もっと体を効率よく動かせるようになります。

姿勢の改善、俊敏性の向上

股関節・骨盤を前後に振ってみてください。

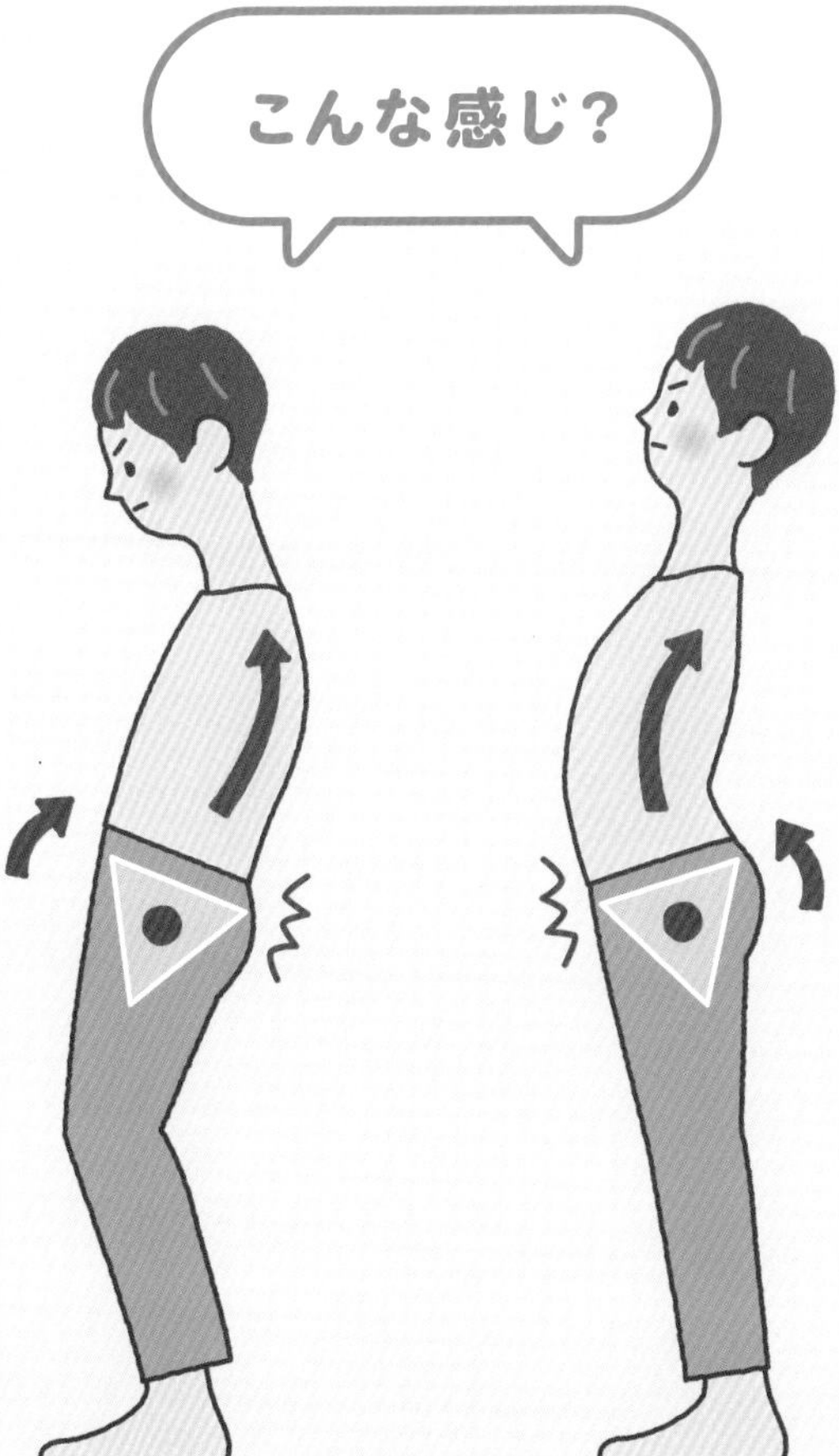
こんな感じ？

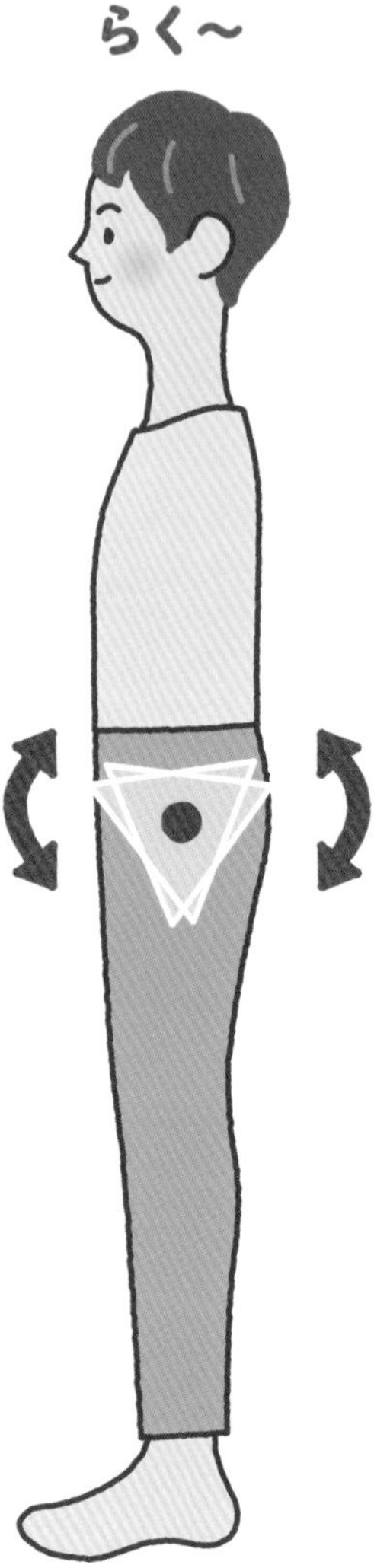

骨盤はいつもゆらいでいる

股関節・骨盤のロックを外すと体が自由になる

姿勢に悩む人は、おおむね最初のイラストの「反り腰」と「猫背」の2種類に分けることができます。

それらに共通しているのは「骨盤がゆらいでいない」ことです。

私の提案するよい姿勢の3要素は「美しい」「ラク」「動きやすい」です。反り腰は「美しい」場合もあり、よい姿勢と言われることもあります。しかし、股関節と腰をかためているため、他の2つの条件を満たすことができません。

「ラク」「動きやすい」を満たすには、骨盤がゆらいでいないとダメなのです。

骨盤がゆらいでいないということは、頑張っている筋肉で固定されているか、重さでつぶされているということ。いずれにせよ、それではバランスの要である背骨が自由に動けなくなります。

骨盤をカチッとかためているロックを外すために、イラストのように股関節・骨盤がわずかに前後にゆれているとイメージしてみましょう。

自分でゆするのではなく、「ゆれてるみたい……？」ぐらいでOK。ちょっとした思い込みくらいで、軽くてよいので、自分の動きを味わってみてください。

おしりと太もも

反り腰・腰痛の改善

緊張しているとき
あなたの体は
どうなっていますか？

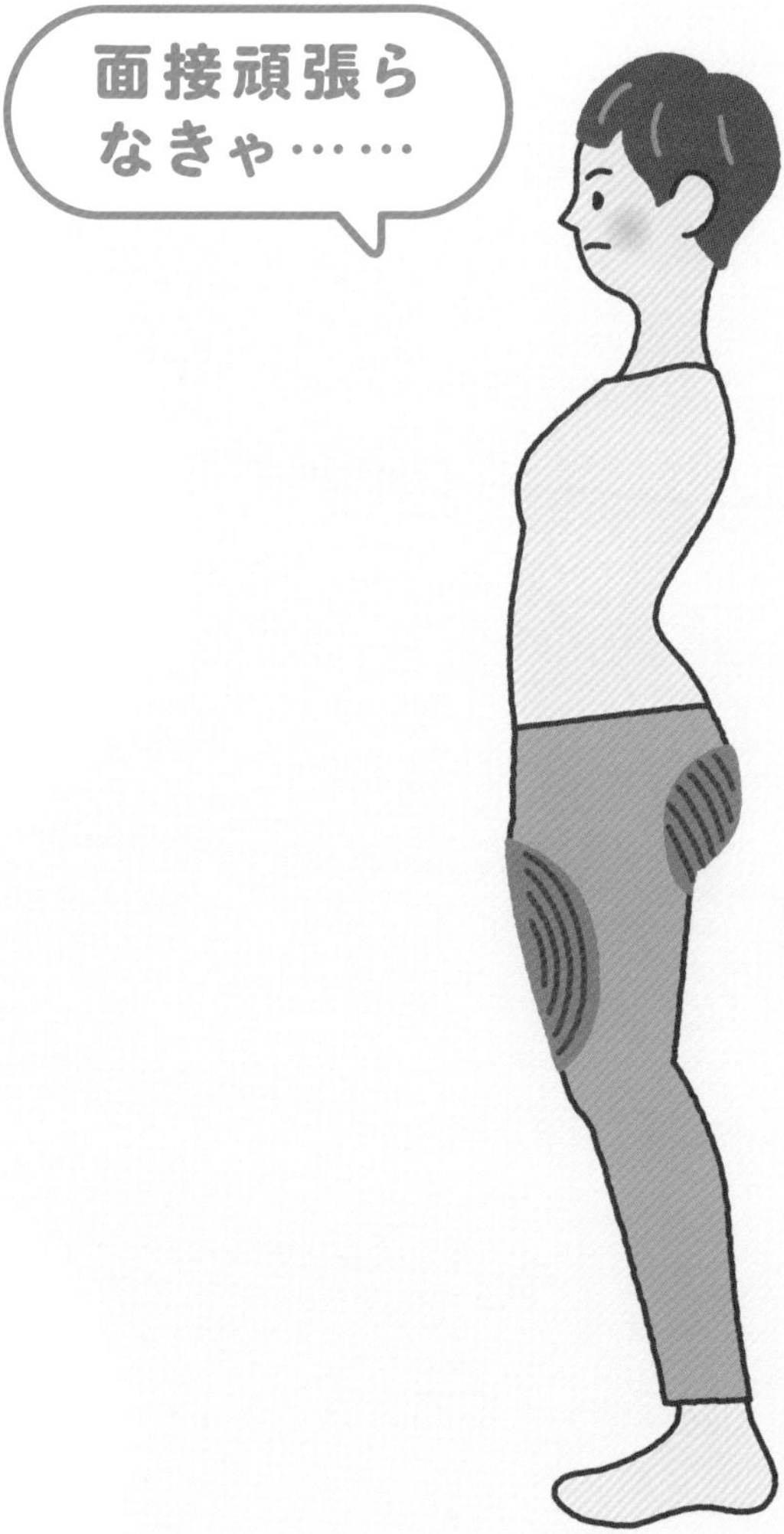
面接頑張らなきゃ……

イラスト見るだけ整体

「おしり」「太もも」の力を一緒に抜く

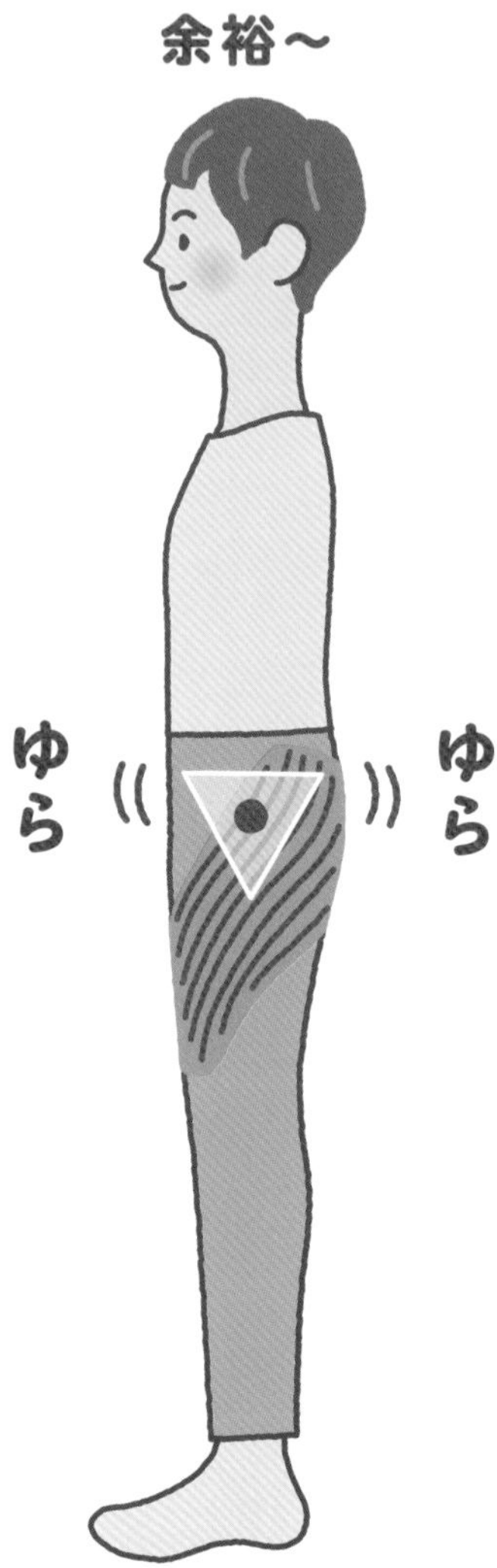

おしりと太ももをゆるませると体が緊張しなくなる

おしり（大臀筋《だいでんきん》）と太もも（大腿四頭筋《だいたいしとうきん》）は、立ち姿勢を維持するためにとても重要な筋肉です。おしりが働かないと上半身は倒れますし、太ももが働かないとひざが崩れてしまいます。

試しに、おしりと太ももを意図的にキュッと締めてみてください。すると、間違いなく反り腰になってしまいます。そのとき、この二つの下半身の大きな筋肉・おしりと太ももの緊張は、ひざも股関節もロックしてしまう作用があるのです。それではうまく動けなくなってしまいます。

使われるべき筋肉とはいえ、ゆるんでいる時間も与えたいのです。バランスに必要な緊張はわずかなものですから、いざというときに働きやすいように、おしりも太ももももゆるんでいいよ！　と許可を与えましょう。

コツは、股関節とひざをゆるめたままで「前側にある太ももの筋肉と、後ろ側にあるおしりの筋肉がつながっていて、同時にゆるんでいくイメージ」を持つこと。

それだけで、骨盤も姿勢もかたまらなくなります。

「目」って、どこからどこまででしょうか？

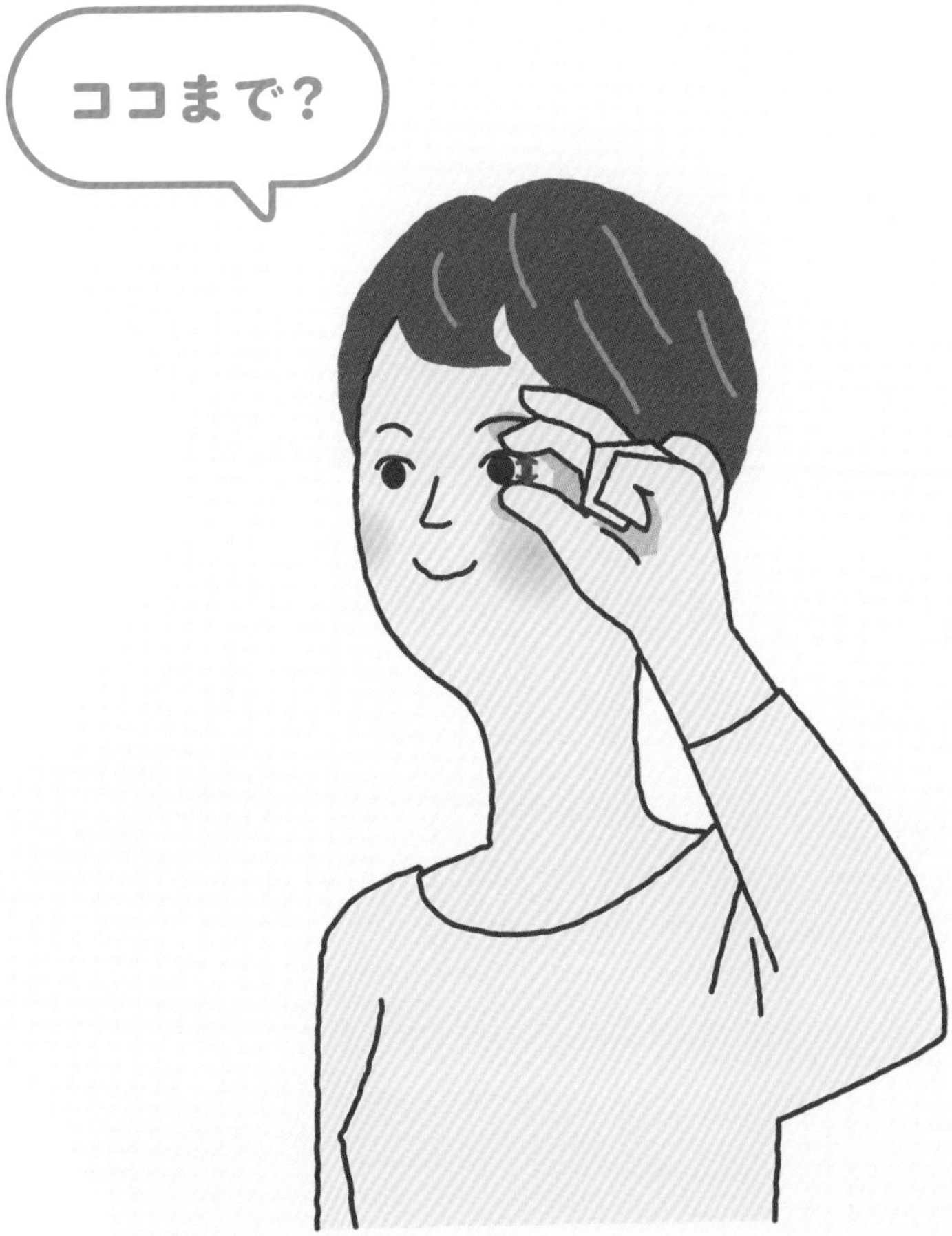
ココまで？

目はけっこう大きい

こんなに！

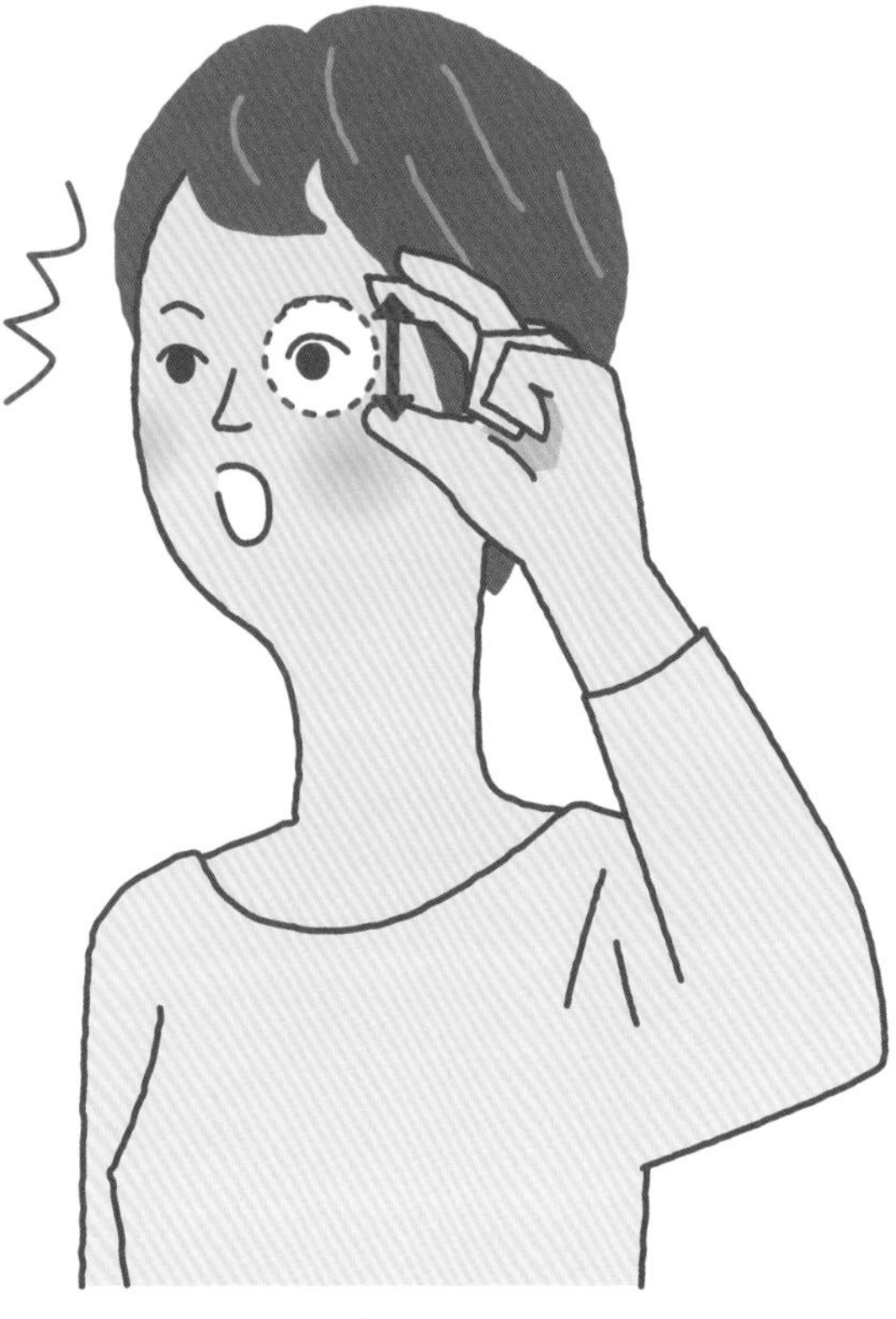

目の本当の大きさを知れば目が潤って首がゆるむ

目の大きさは、どのくらいだと思いますか？

だいたいこのくらいかと想像するのは、まぶたの間に見える、黒目と白目の大きさくらいではないでしょうか。

でも実際の眼球は、イラストのようにピンポン玉くらいの大きさがあります。

そう、けっこう大きいのです。それが体液で覆われているので、クルクルと動いています。

頭の中に、そんなスペースと潤いがあるなんて、そしてその中に動きが起こっているなんて、考えたこともないかもしれませんね。

目が疲れると、顔面の筋肉だけでなく、目の奥の筋肉までこりかたまってきます。目を細めたり、しかめっ面になったりすると、緊張でよけいにものが見えにくくなってしまいます。それだけでなく、首も肩もかたまってきて、やがてそれはガンコな首こり、肩こり……、果ては頭痛に発展してしまいます。

そうなる前に、目玉の大きさと、それが体液に包まれながらふわっと収まっているスペースを想像してみてください。それは目にとってのゆとりや潤いをもたらし、そこから顔、首、肩の緊張がほぐれていくことでしょう。

顔の表情

顔の緊張・肌質の改善、
自然な笑顔に

ちょっと「ニコッ」と
笑ってみてください。

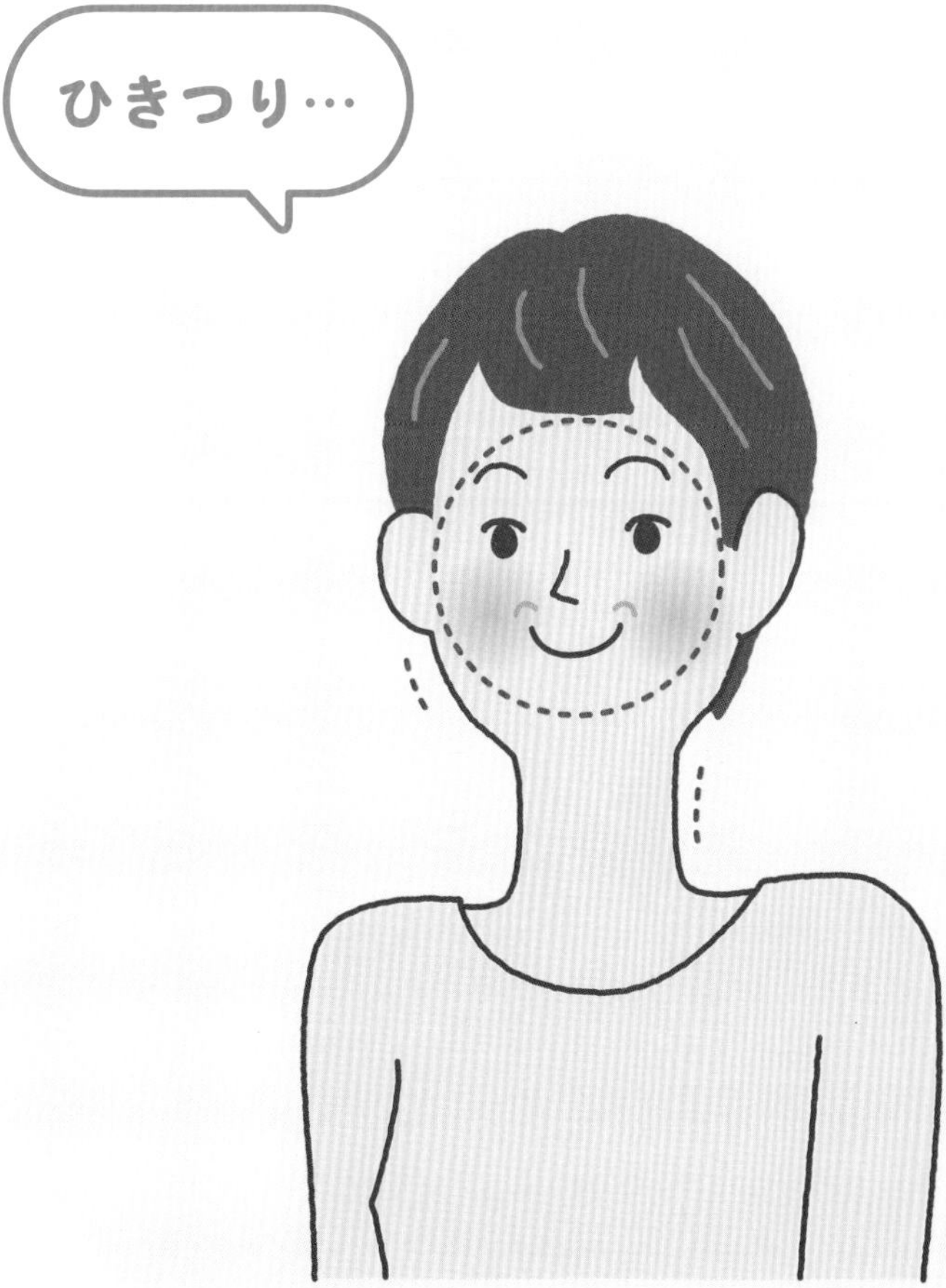
ひきつり…

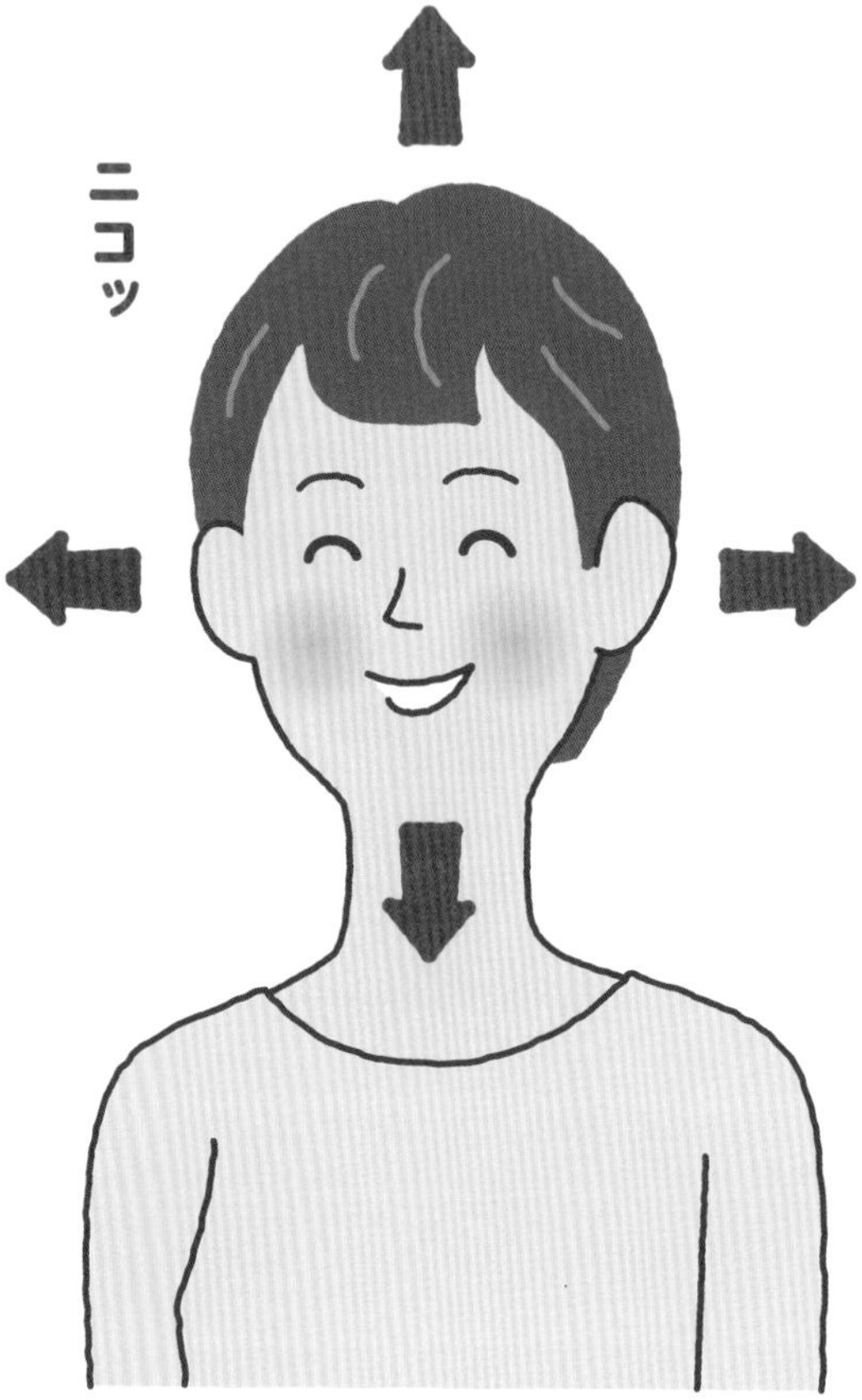

顔の筋肉は全方向に動く

「顔の筋肉はたくさんある」と知ると表情豊かで魅力的になる

第一印象最強の武器といえば、笑顔です。

よく「口角を上げましょう！」「目をパッチリ開きましょう！」なんて言われたりしますよね。

素直に言われたところを動かしてニッコリしてみると、確かに笑顔にはなります。しかしそれは、どちらかというと「営業スマイル」と言われるもの。

ひきつったこわばりや不自然さ、無理やり笑ってる感まで伝わってしまいます。

じゃあどうすれば、自然で親しみのある、魅力的な笑顔になれるのでしょうか？

大切なのは、顔の一部分や中心部だけで、笑顔をつくらないこと。細かい方向を意識しすぎて、一部分だけ引き上げようとしないこと。

心地よい自然な笑顔のために、顔全体に広がるさまざまな筋肉が協力してくれているとイメージしてみてください。

それぞれが四方八方に広がっていくことに気づきながら、笑みを浮かべてみるのです。花が開くとき、花びらが広がっていくかのように。

それだけで、あなたの笑顔に、花が開くような輝きが含まれていくはずです。

口をあけて、「アー」というささやき声を出してください。

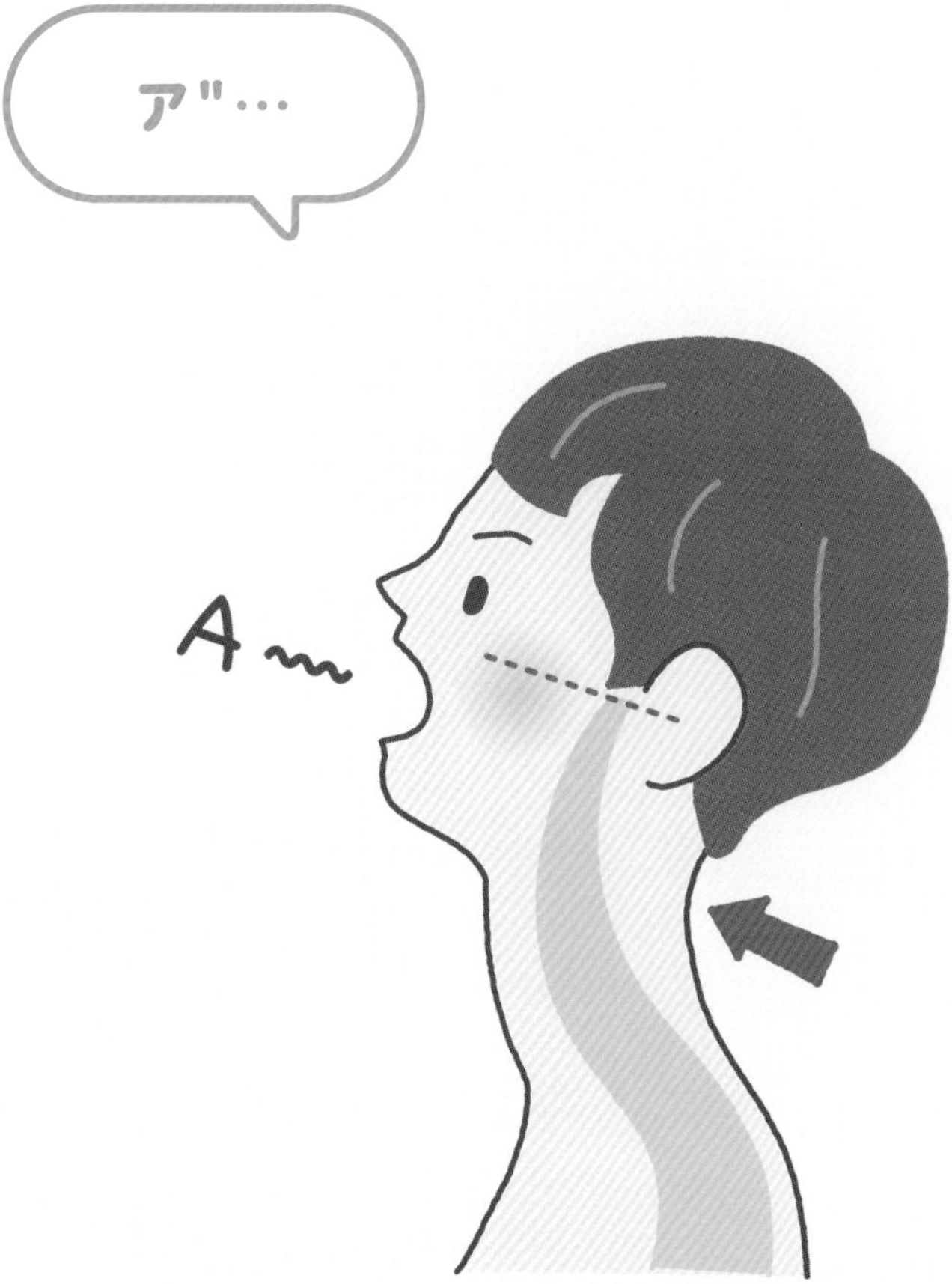
ア"…
A ~

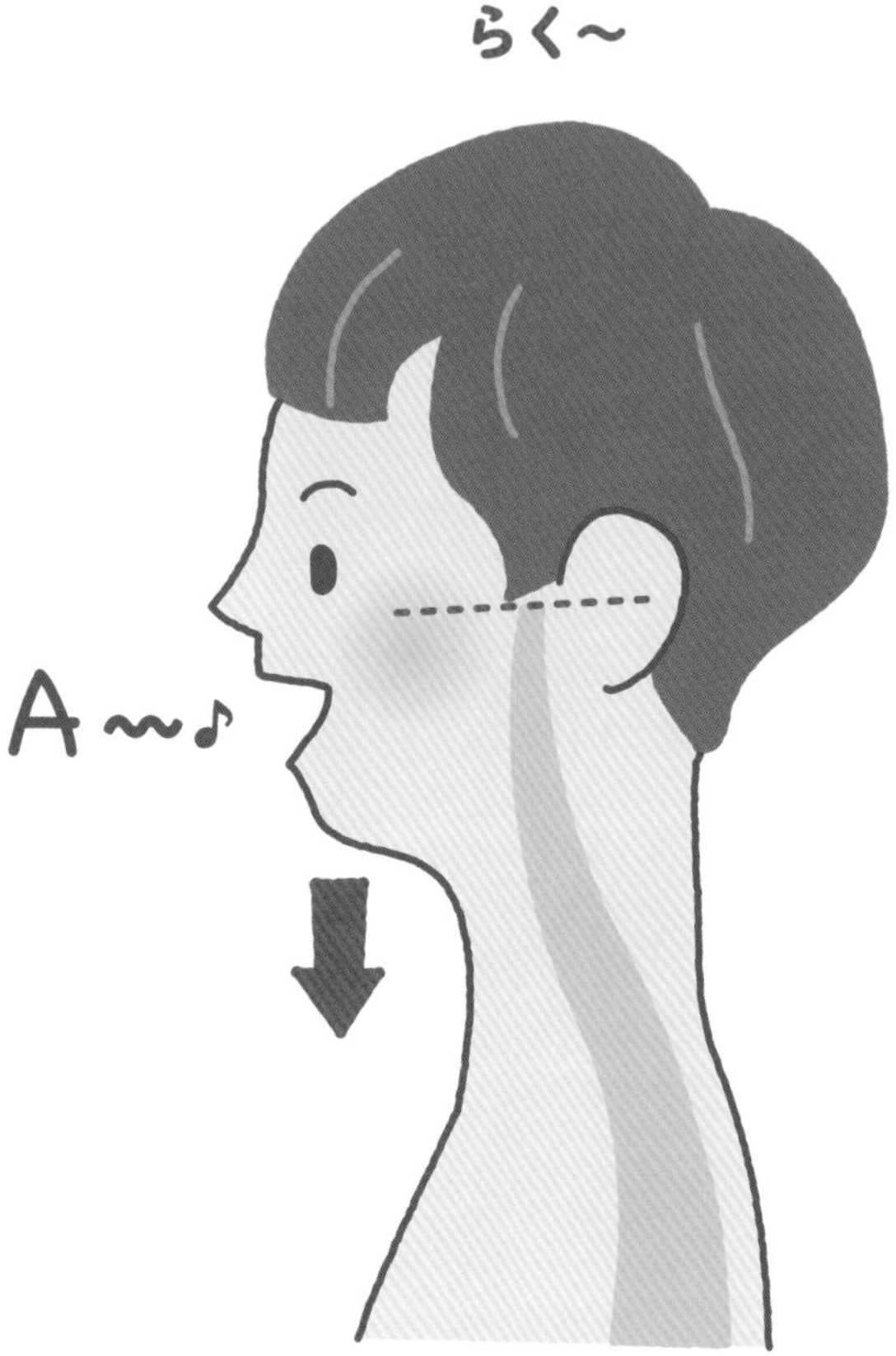

あごが下に下がる

あごがゆるむと頭の筋肉も同時にゆるむ

鏡を見ながら、口をあけて「アー」という、かすかなささやき声を出してみてください。

あなたの鼻先は動きましたか？　それとも動きませんでしたか？

もし鼻先が上がったら、あなたは首の後ろを縮めて頭を持ち上げています。声を出すとき、のどに大きなストレスがかかっているのは間違いありません。

首の後ろを縮めずに、頭を持ち上げずに、ラクに発声するためにとても大事なことがあります。

それは、口を開くとき、「あごを動かそう」としないこと。ではどうするか？

動かすのではなく、「あごが落下していく」とイメージするのです。

頭の横、こめかみに大きく広がっている側頭筋という筋肉があります。**この側頭筋がゆるんで、下あごが自由落下しているのをイメージしてみてください。**

すると、首はふんわりやわらかく、頭の重みを背骨に預けたまま声が出せます。

もう声を張り上げる必要はありません。やわらかくハッキリした声で、ラクに会話できるようになります。あなたの印象も、ずっとやわらかくなるはずです。

「舌」って、どこからどこまででしょうか？

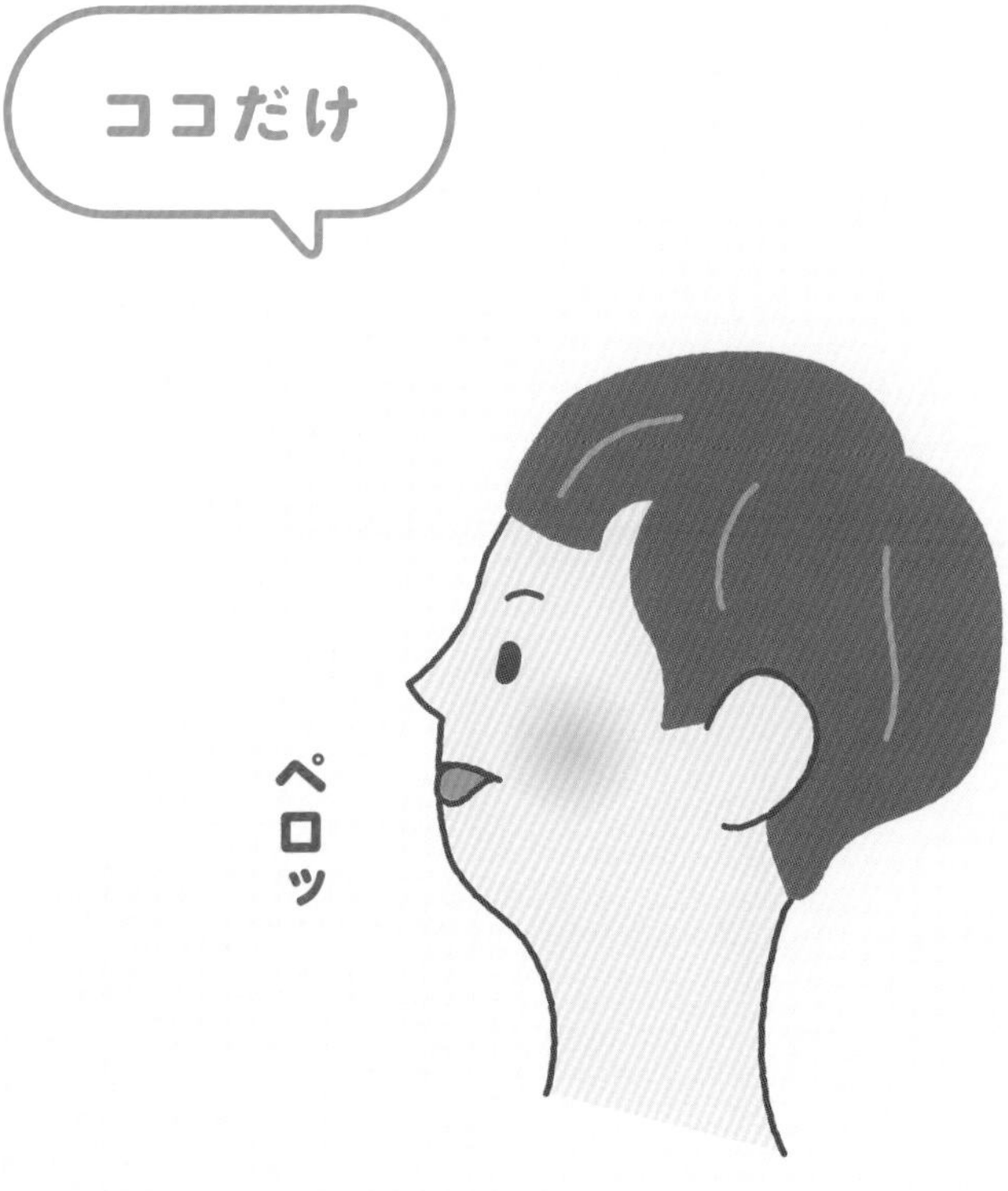
ココだけ
ペロッ

イラスト見るだけ整体

舌は根元からで、大きい

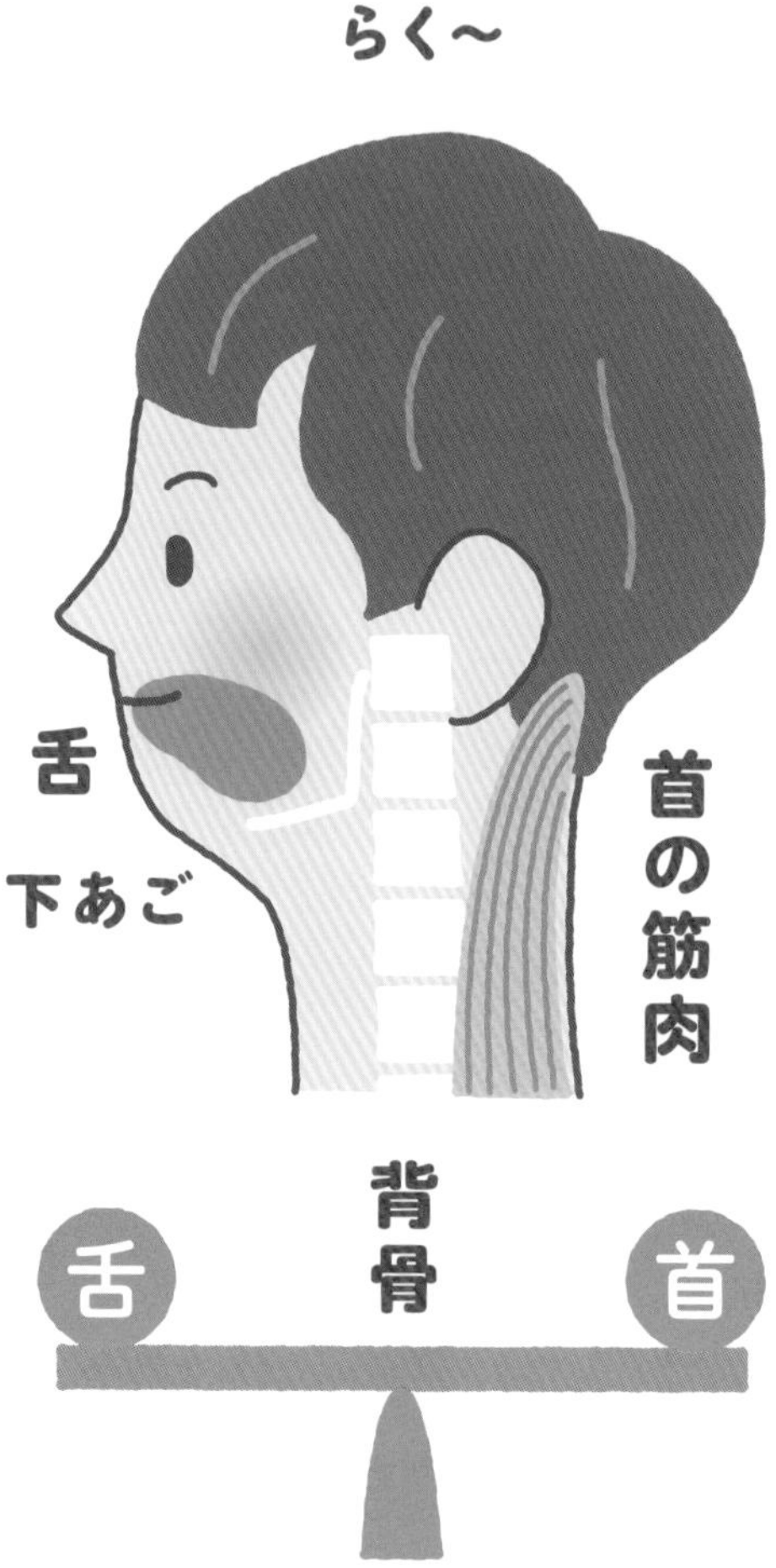

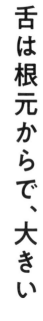

舌の本当の大きさを知れば首もゆるむ

舌の大きさほど、誤解されているものはありません。

口からペロッと出ている、薄い小ぶりなものと思っているかもしれませんね。とんでもない。舌は、あなたが思っている以上に、「大きい」ものです。あごのすぐ裏側には、舌の根っこがもっちりと待機しています。**舌は下あごという容器いっぱいの大きさだと言えば、その大きさがイメージできるのでは。**

そして、舌は筋肉のかたまりでもあり、柔軟で万能の働きをしています。すくう、なでる、寄せる、押す、ならす、せきとめる、まるめる、こねる……まるで手先のように器用なのです。

実は、その器用さや繊細さゆえに、舌は過敏に緊張する場合も多いのです。奥に引っ込んだり、下に押さえつけていたり、縮こまっていたり……体だけでなく心の状態も反映し、まるで舌は全身状態をそのまま表しているかのようです。

さらに首と連携して、体のバランスにも関与しています。舌が緊張すると、一緒に首も緊張します。

舌の大きさを認め、ふわっと広がるのを許してあげましょう。口の中やあごも、首もふわっとゆるんで、背骨も全身のバランスをとりやすくなります。

のど・気道

息切れ・嚥下《えんげ》障害の改善

空気が通る「のど・気道」は
どんな形や太さだと
思いますか？

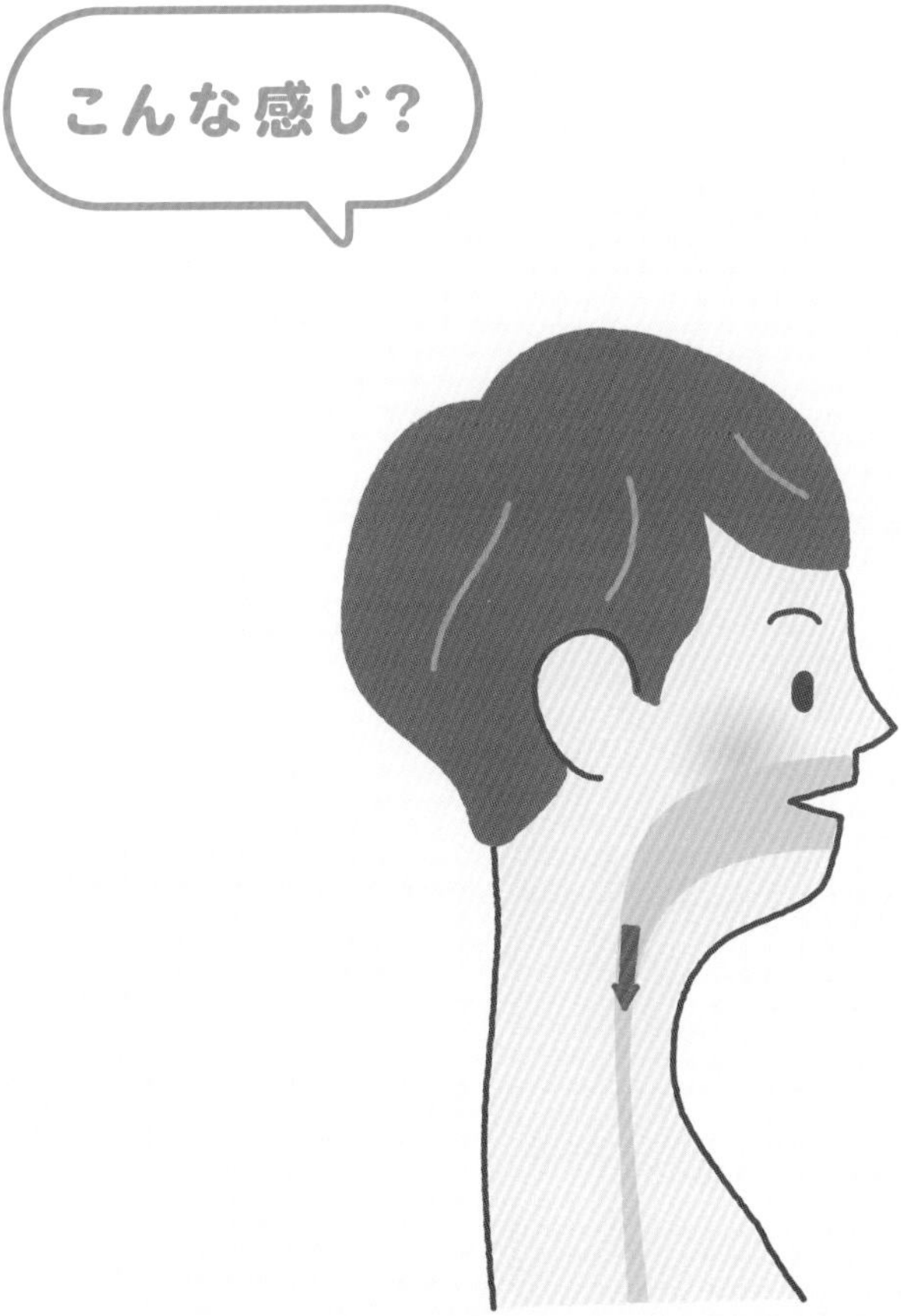
こんな感じ？

イラスト
見るだけ
整体

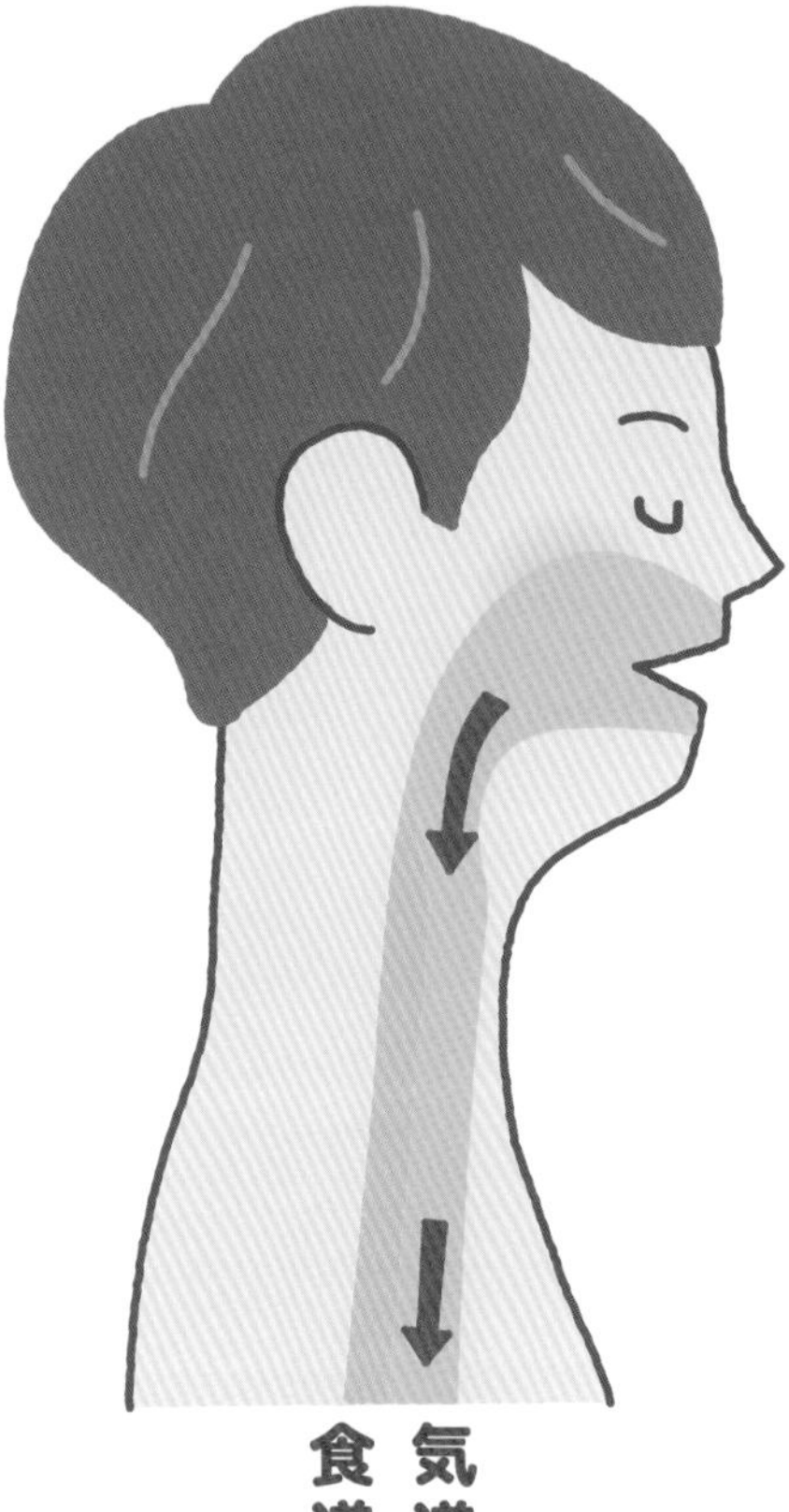

のどは広くて太い

のどの広さと太さを知ると呼吸がラクになる

世の中には驚くほど「のど」で悩んでいる人がいます。すぐせきこむ、引っかかって飲み込みにくい、のどにつまる、イガイガする、息苦しく感じる……実にさまざまな症状に悩まされています。

それが原因で眠れなかったり、食べられなかったり、息苦しかったり……、人間の生命活動に直接関わる大事な部分だと、認識を新たにしました。

そしてコロナの後遺症によって、のどの症状に悩む年齢の幅がグッと広がりました。もっとケアの対象として注目されるべき部分だと思います。

さて、息苦しい人は「のど」をどのようにイメージしているでしょうか？

興味深いことに、実際とはずいぶん違い、薄くペラペラしていて、ストローの袋のように吸うとペチャっと閉じてしまうような印象を持っているのです。

実際の「のど」は、イラストのように、たっぷりとした通り道が確保されています。空気の通り道（気道）は首の前面を通っていますが、その背後にある食道と比較すると、気道の方がずいぶん太く、優先的に解放されているのです。

のどは、広くて太い。そうイメージして、のどを空気が通過するのを感じてみてください。フレッシュな空気が自分に送り込まれているのを実感できます。

肩と腕の力を、思いきり抜いてみてください。

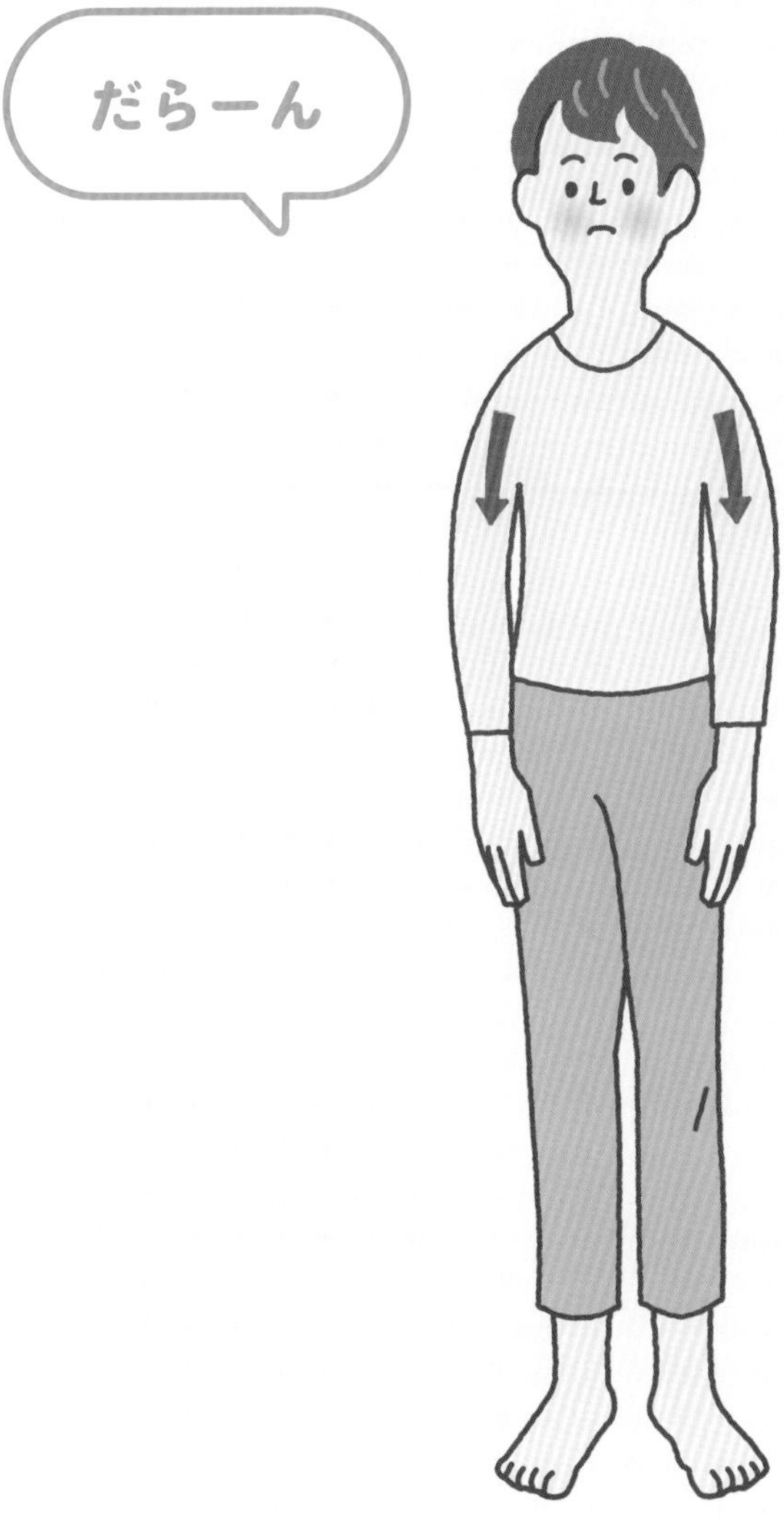
だらーん

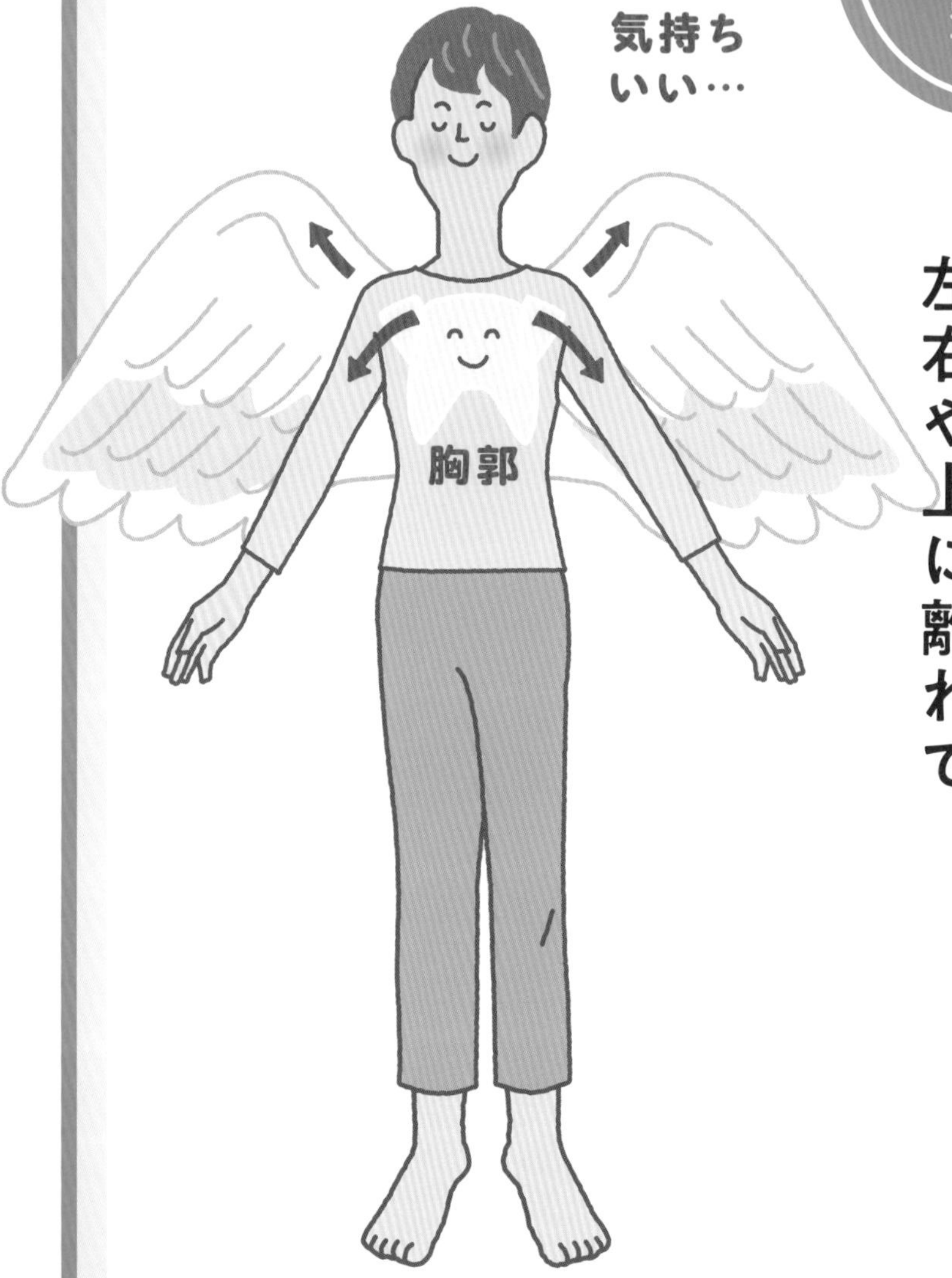

肩は羽が生えたように左右や上に離れて

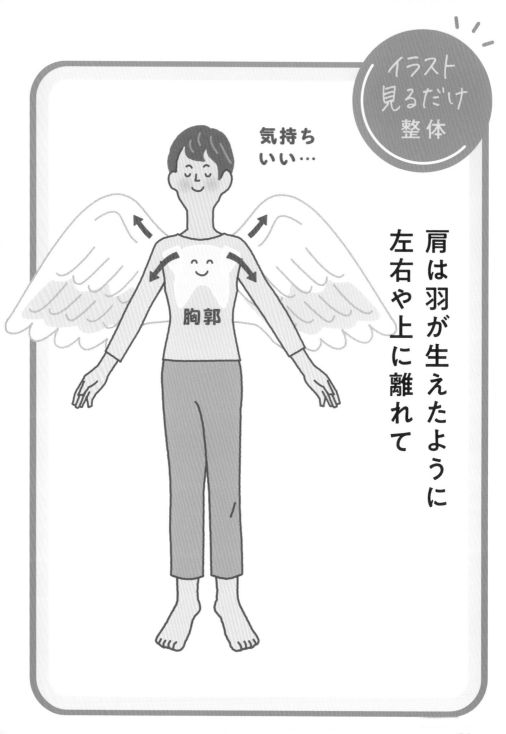

肩と腕がゆるむと背中の筋肉も同時にゆるむ

近年、リラックスが大事との風潮から「肩の力を抜きなさい」と言うスポーツや楽器の指導者が増えています。もちろん、その指摘自体は間違っていません。

しかし、たいていの人は「腕をだらんとする」と解釈してしまいます。

人体の構造として、腕は肩甲骨《けんこうこつ》と鎖骨《さこつ》によって、胸郭《きょうかく》に覆《おお》いかぶさっています。

成人で3～4キロもある腕が、両側でたれ下がっていたらどうなるか？　胸郭を押しつぶしてしまうのです。するとつの困ったことが起こります。

ひとつは呼吸の動きが制限され、呼吸が浅くなること。

もうひとつは、背骨が上から抑え込まれるので、地面からのショックを吸収する柔軟性がなくなり、伸び上がるようにスッと立つのが困難になることです。

もしくは、腕の重みに打ち勝とうとして胸を突き上げたり、背中の筋肉をかたくしてしまったりします。

では腕をだらんとさせずに脱力するには、どうすればいいのでしょうか？

肩甲骨から羽が生えているかのように、腕をふわっとさせる……そんなイメージを持ってみてください。腕の重みは背骨や体幹に均等に分散し、背中の筋肉がゆるんで解放されていくはずです。呼吸も背骨も、押しつぶされなくなります。

手をできるだけ
高く上げてみてください。

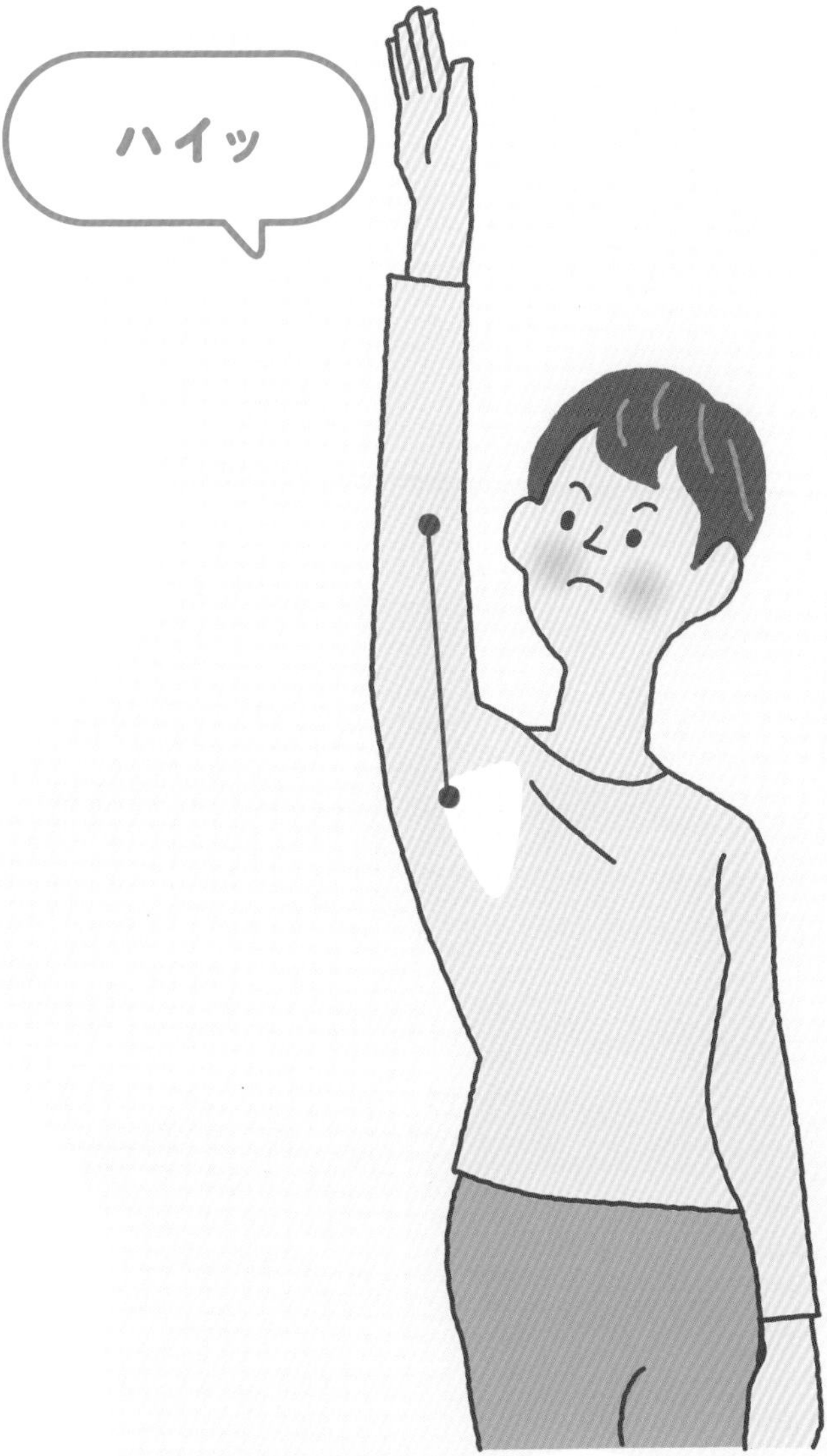
ハイッ

イラスト見るだけ整体

腕は胸から生えている

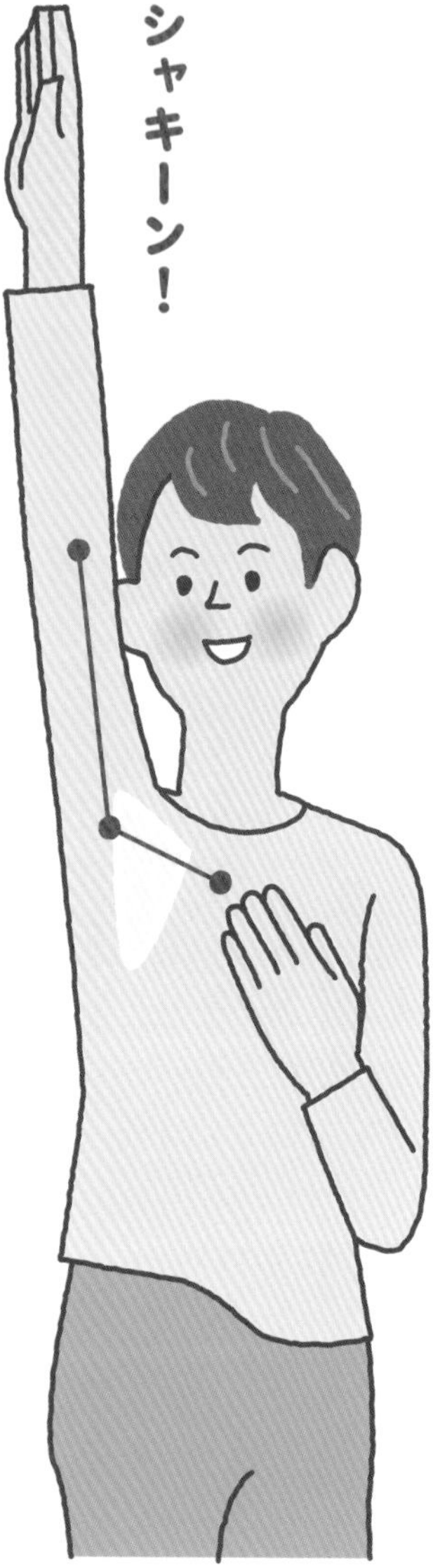

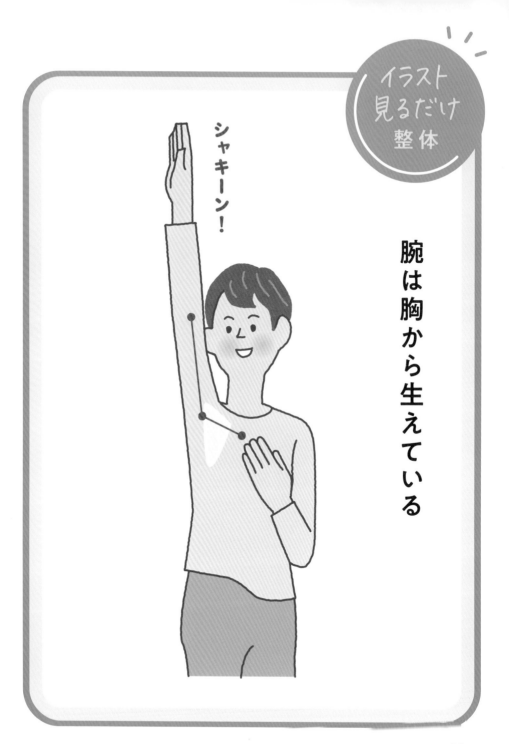

腕を胸から使うと肩の筋肉がやわらかくなる

まず、手を上げた姿を想像してみてください。ひとつ質問があります。

腕と胴体の境目はどこでしょうか？

多くの人は、肩のあたりにある「そでの縫い目」だと思っているはずです。

私たちは洋服から身体パーツの区分を刷り込まれているため、多くの方が「そでの縫い目」で胴体と腕を分けて考えてしまいます。

そのイメージを持ったまま手を上げると、どうなるでしょうか？

おそらく、肩が勝手に上がってしまっているはずです。関節がないところで曲げようとすると、本当に曲げなくてもいいところまで動員されてしまうからです。

それでは、右ページのイラストで指をさしている鎖骨頭（胸の前にある鎖骨の付け根）に指先を置いてから、再び手を上げてみてください。

不思議なことに、指先からスルスルと上がりませんか？

まるで20センチは腕が長くなったかのようです。これは指先を鎖骨頭に当てることで、本当の腕の関節の始まりが認識され、体が必要なだけ使われるようになったからです。

手を上げるとき、何か手作業をするとき、肩を緊張させる必要はないのです。

手の中心軸

小さい力で物を持てる、
指・手首の痛みの改善

重たい買い物袋を
持っていると
想像してみてください。

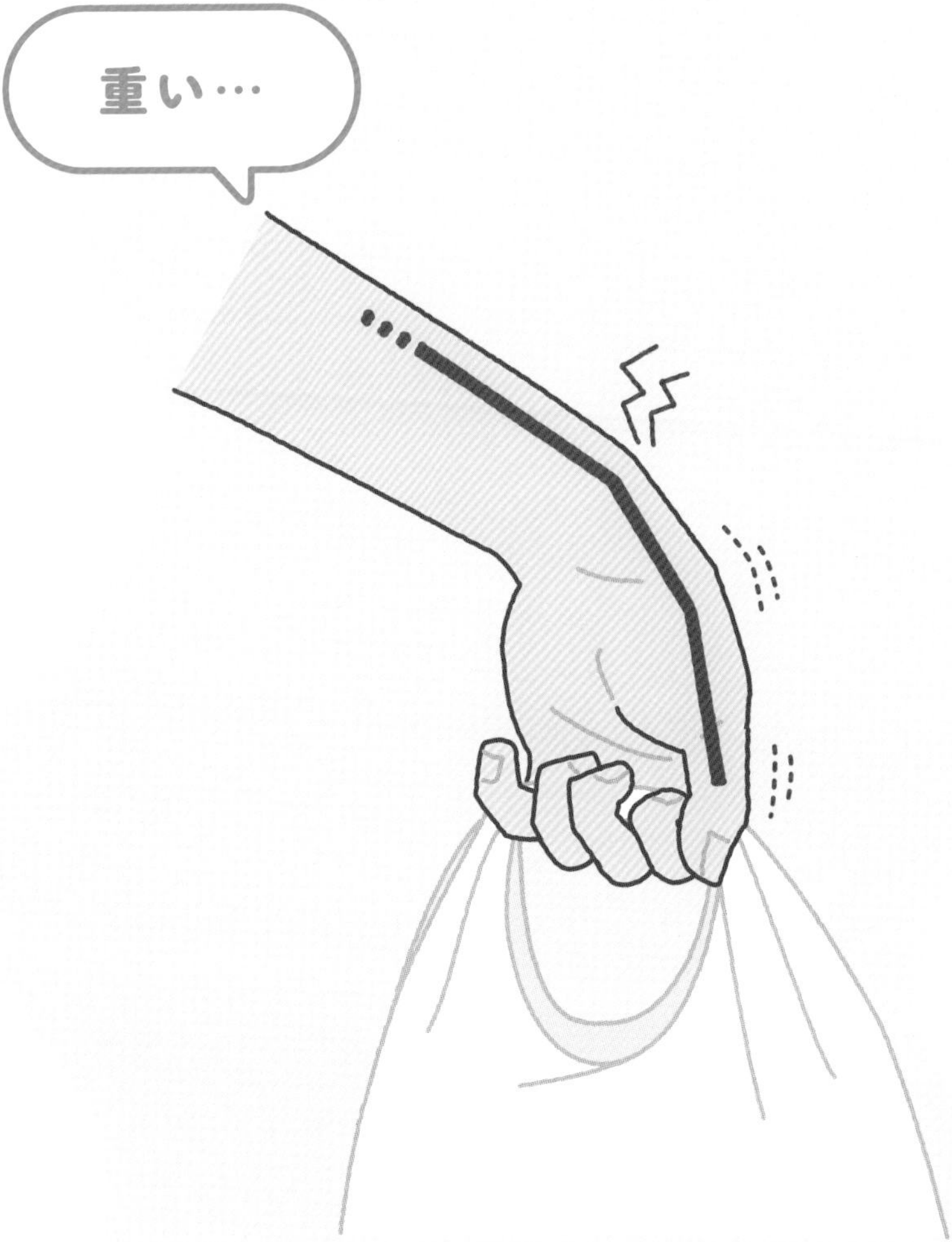
重い…

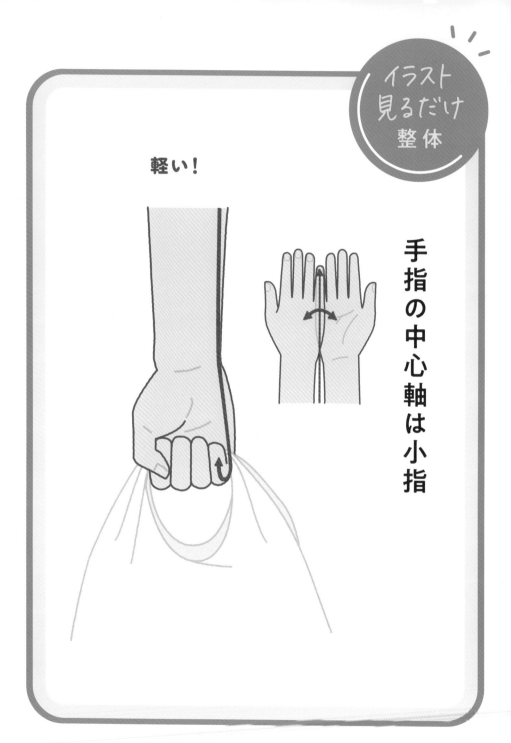

手指の中心軸は小指

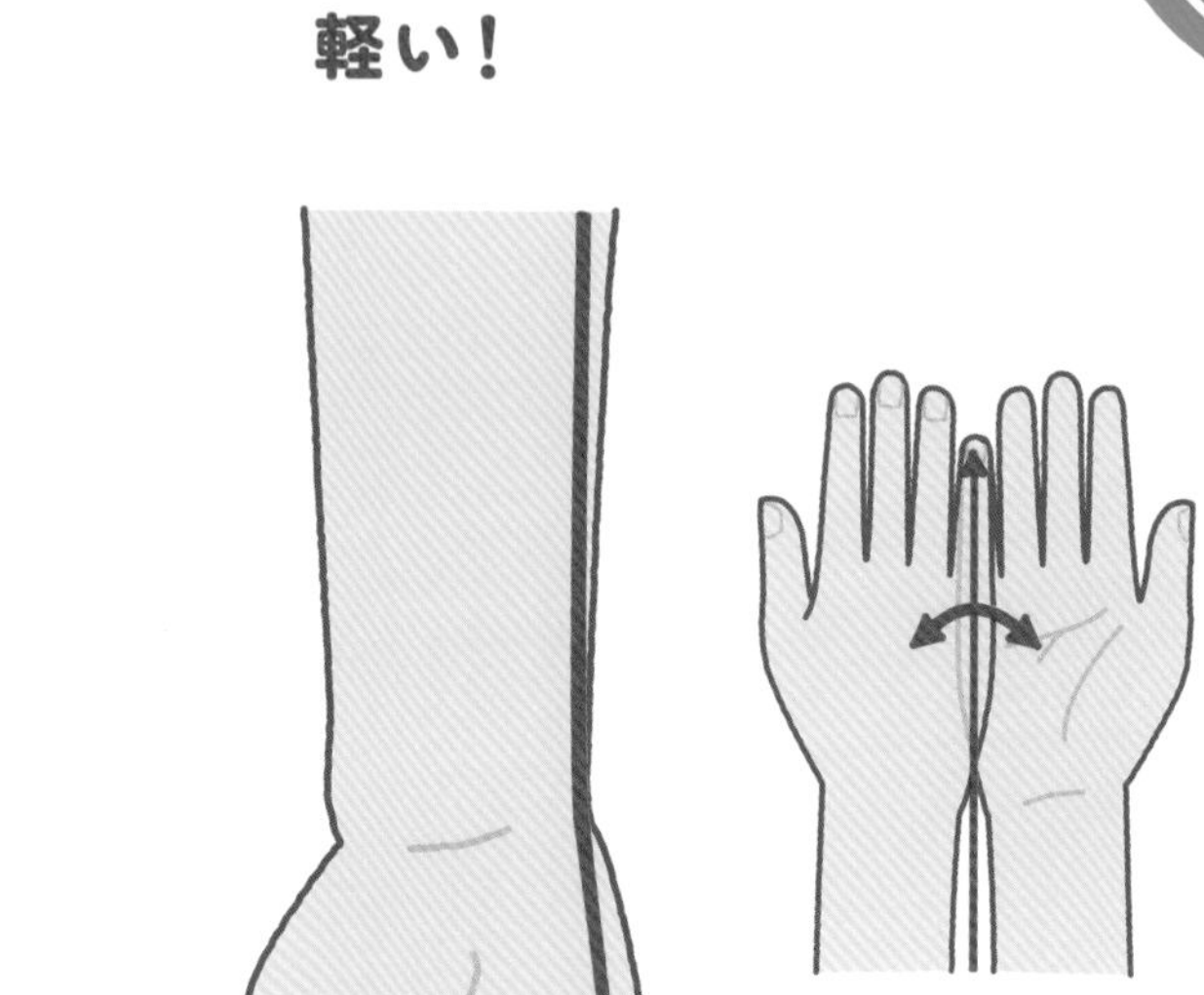

小指だけが
肩や胸、背骨とつながっている

5本ある手指のうち、最も重要な「主役」はどれだと思いますか？
親玉っぽい親指、エースっぽい人差し指、センターの中指……これらが主役にふさわしいようにも思えます。

答えは、小指です。物をつかむ、握るときに最も要となるのは、小指なのです。
ところで、オランウータンが枝にぶら下がっているのを見たことはありますか？　彼らの手指を観察すると、あの最も頼りなげに見える小指が吸い付くように木の枝に巻きついて、軽々とオランウータンの巨体をぶら下げています。
人も同じです。赤ちゃんに物をつかませると、小指からからめようとします。他の指がつかんでいるときはするりと取れるのに、小指がからんでいると、大人が物を取り上げようとしても、吸い付いたように離れなくなります。

物を持ったり、引っかけたりするときは、小指をフックにして使うようにしましょう。他の指のときと比べて、明らかに必要な力が違います。

テーブルに腕を置いて、手を繰り返しひっくり返してみてください。手の中心軸がひじから「小指」に通っているのが一目瞭然《りょうぜん》です。構造的にも、最も効率よく力を伝えるラインだと直感できるでしょう。

呼吸と背骨・膜

呼吸器・姿勢の改善、
気分爽快に

大きく息を吸って、
大きく吐いてみてください。

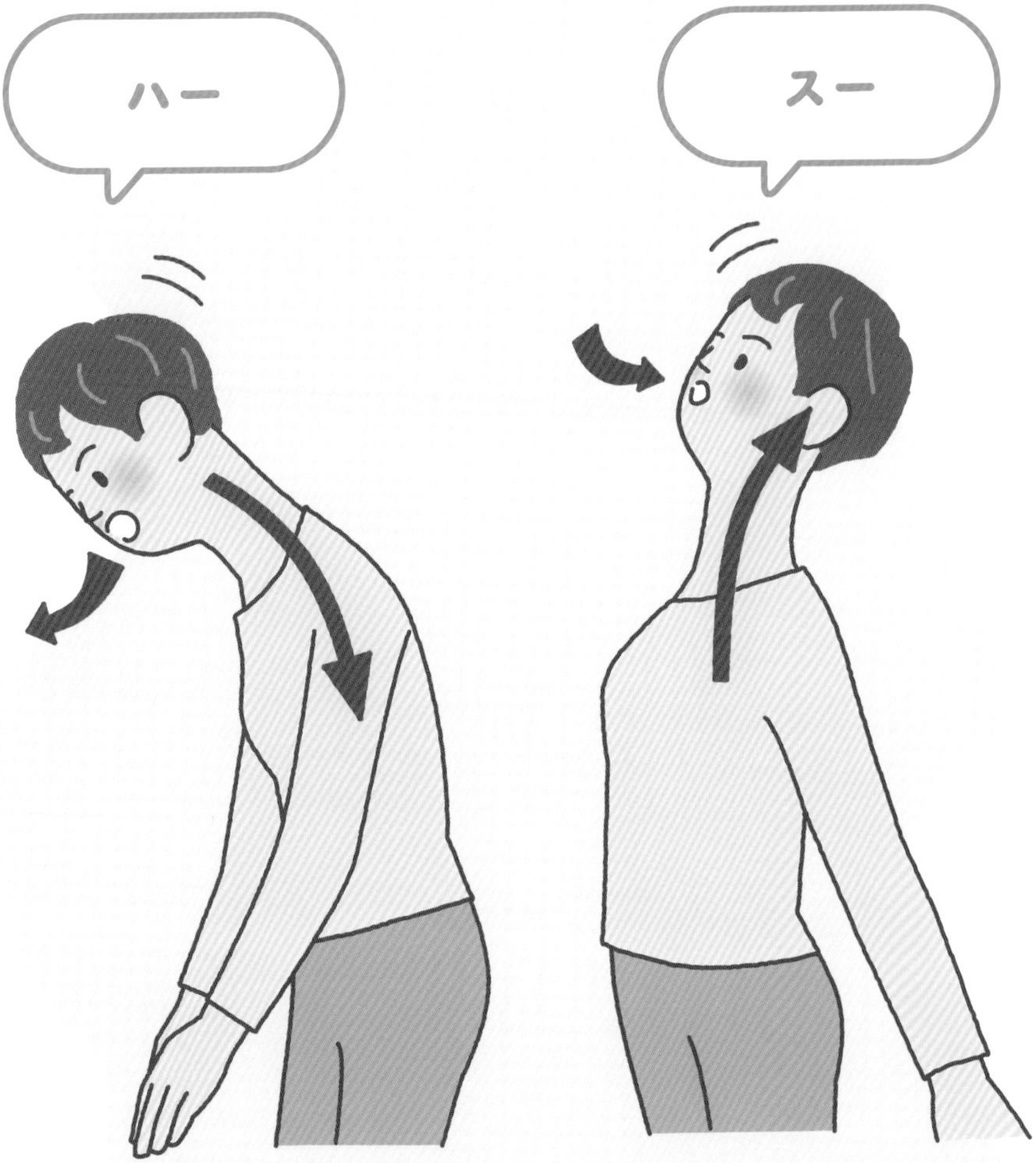
ハー
スー

イラスト見るだけ整体

体は吸う息で短く太くなり、
吐く息で長く細くなる

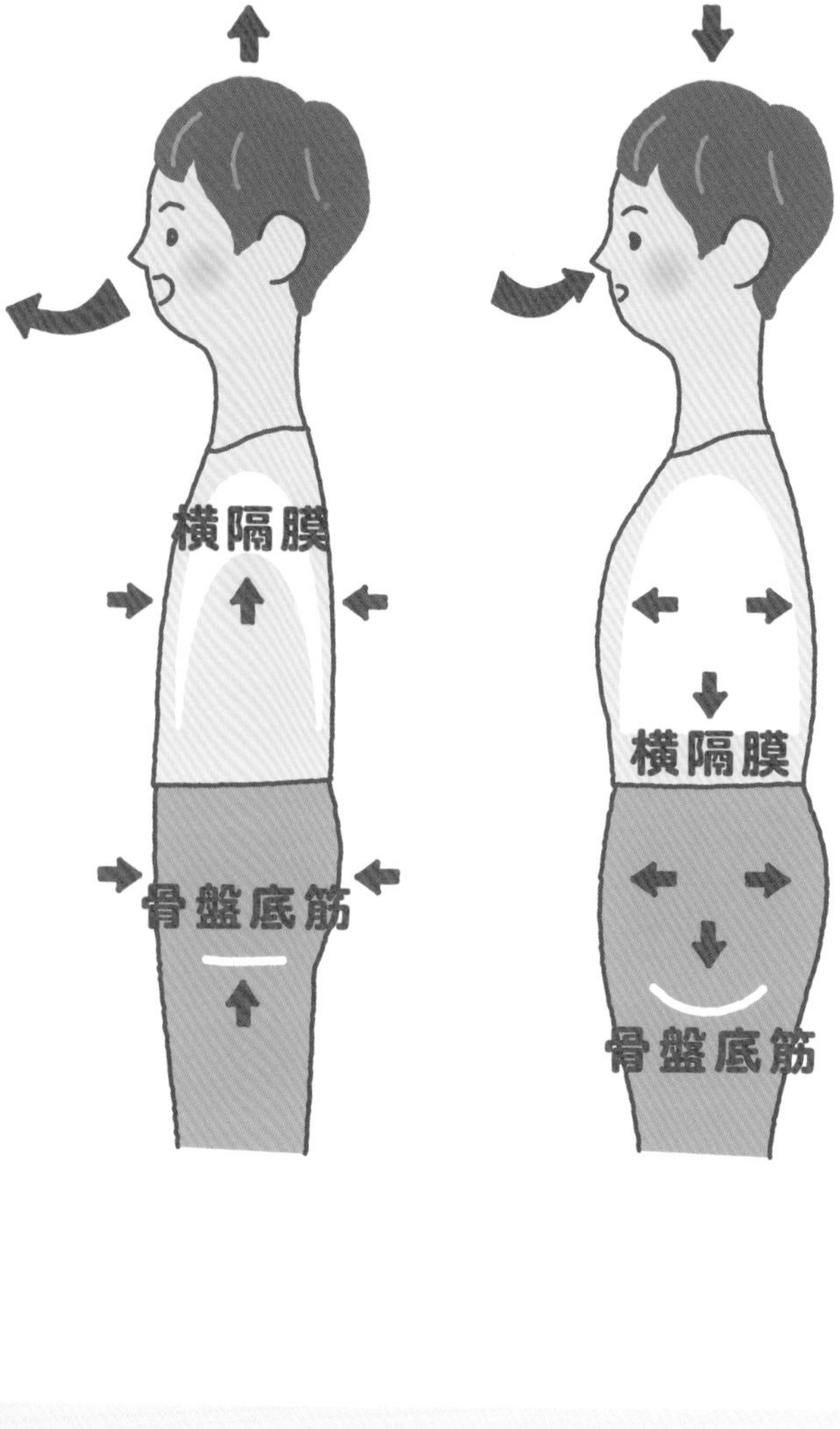

呼吸時の本来の動きを知れば何もしなくても体はゆるむ

息を大きく吸って、深呼吸〜！

こんなふうに子どもの頃から言われて育った私たちは、息を吸ったら背が伸びて、息を吐いたら背が縮むのが当然だと思い込んでいます。

しかし、果たしてそれは本当でしょうか？

吸うと肺はふくらみます。肺の下にあるのは横隔膜で、その下には内臓が、さらにその下には骨盤底筋群という筋肉の膜があります。

膜・内臓（水袋）・膜と並んでいて、息を吸うと体は空気の内圧で押され、下と左右前後に広がります。試しにソファにもたれながら大きく吸うと、背骨が「短く」なり、体が広がるのがわかります。

逆に吐くと背骨は「長く」なり、体は中央にまとまってくる。

常識だと思っていたこととは、逆でしたね！

体は「吸う息で短く太くなり、吐く息で長く細くなる」と知るだけで、呼吸と姿勢の質は明らかに変わってきます。

息を吐くたびに体はゆるみ、背骨と首が浮いているかのように自由にさせておく……ということが、できるようになるのです。

お腹と背中の筋肉

お腹が引き締まる、パフォーマンス向上

お腹と背中をさわってください。
内臓ってどれくらい
入っていると思いますか？

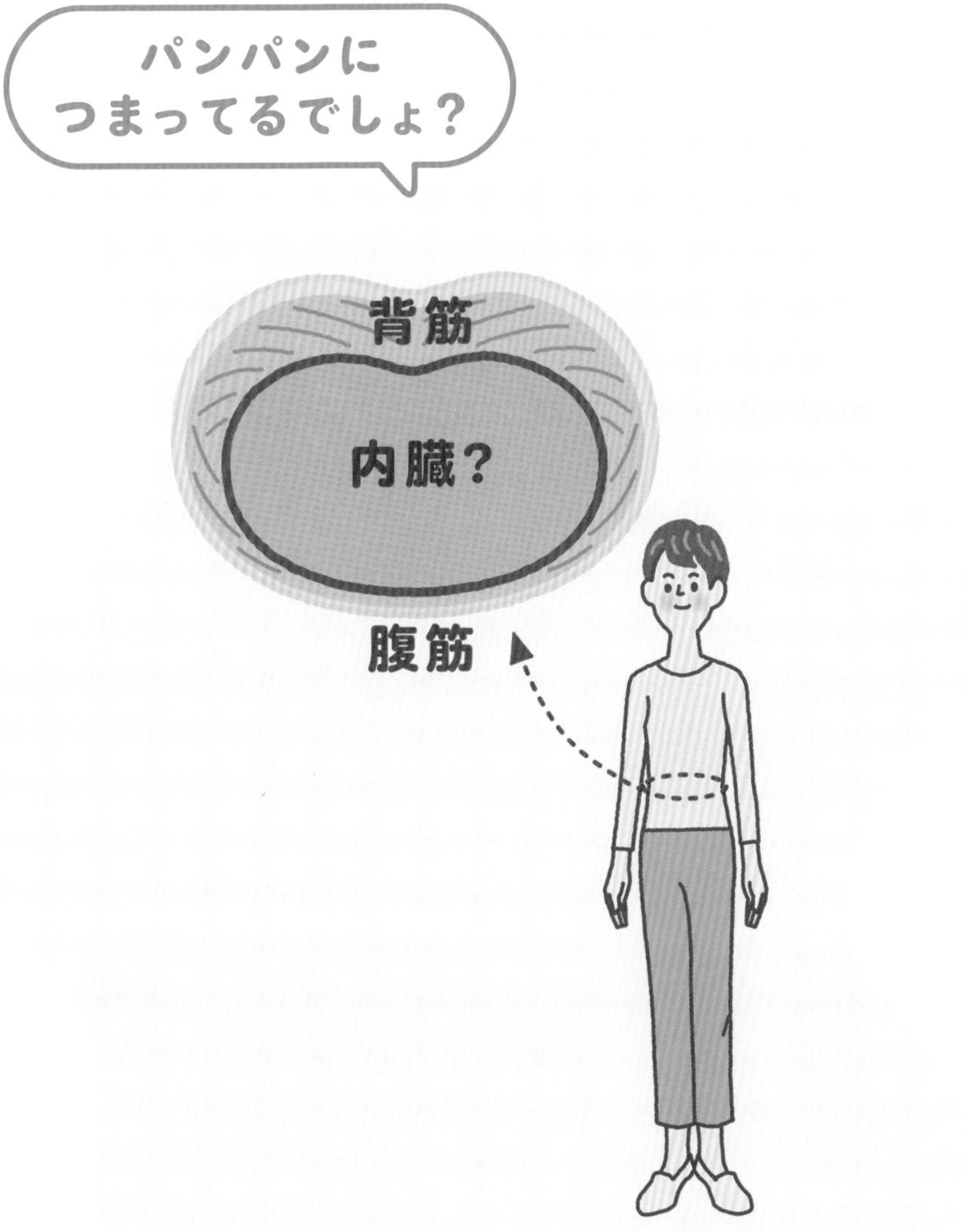
パンパンに
つまってるでしょ？
背筋
内臓？
腹筋

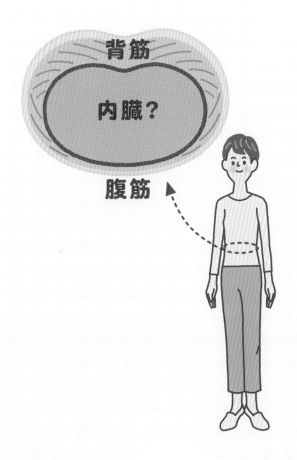

腹筋と背筋はけっこう厚い

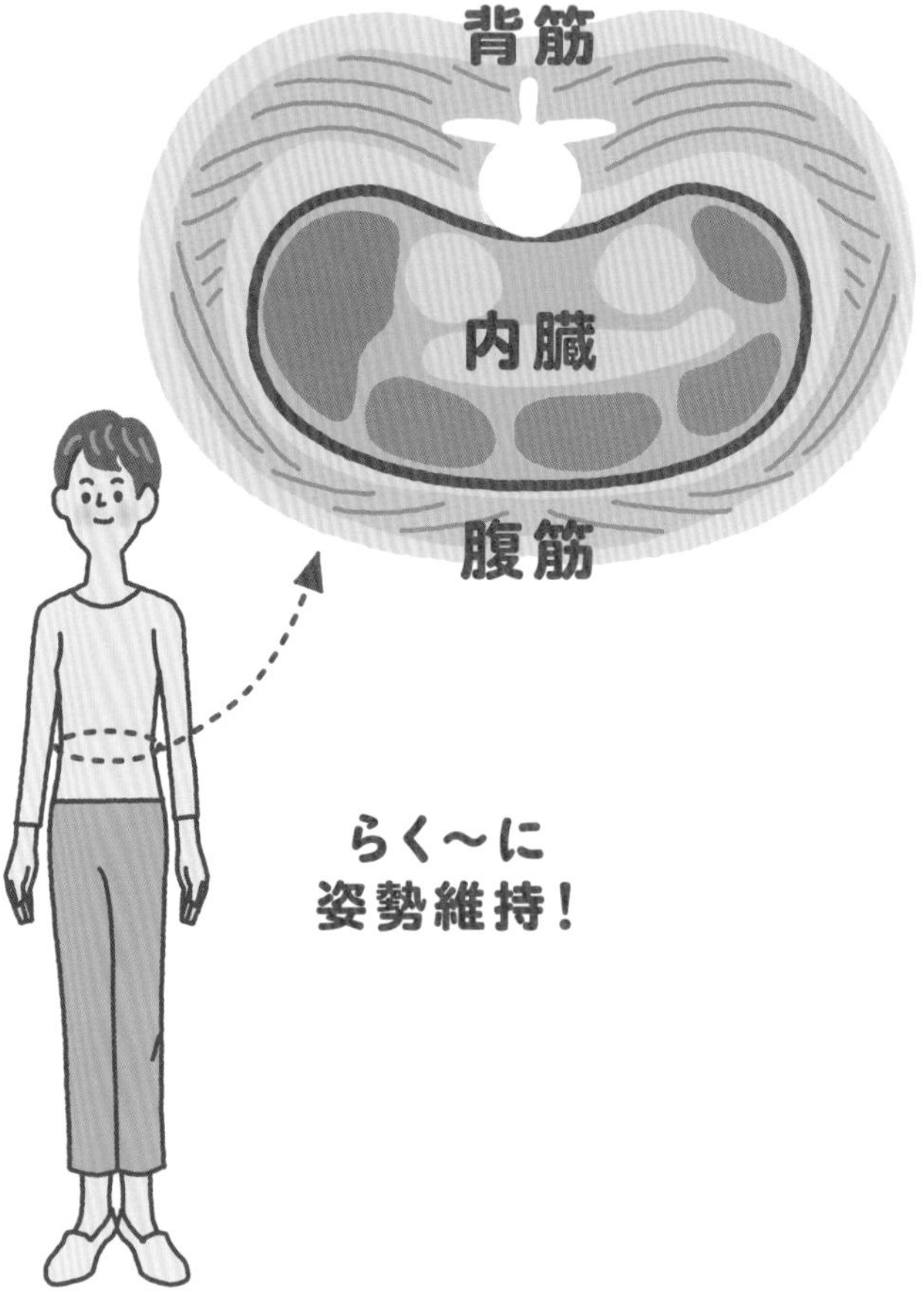

お腹と背中の筋肉の厚みを知るとお腹が「キュッ」と引き締まる

ここでちょっと、ご自分のお腹をさわってみてください。

その中に、内臓がどんなふうに入っているのか、想像がつきますか？

お腹のうすい皮膚の中に、内臓がたっぷりつまっている……と思っている人も多いかもしれません。でもそんなことはありません！

お腹の断面図で、お腹を囲んでいる筋肉の層を見てみると、ずっしりと十分な厚さがあることがわかります。背中の筋肉だって、背骨の両脇にみっちりと幾重にも層を成していて、頼りがいがありそうです。

内臓は、前も後ろも横も、しっかりと分厚い筋肉に守られているのです。

「お腹や背中の分厚い筋肉が、そこにある」と知るだけで、力づくではない姿勢維持が勝手に行われます。空気を入れて立ち上がるバルーンのように、張力が働き、十分に体幹の内圧を保ってくれるようになるのです。

背中だけ内側にぎゅっと縮めたり、かためたりしたら、お腹は伸びて張るしかありません。だから、お腹がパンパンでうすく感じられるのです。背中の筋肉を頑張りから解いてあげると、お腹と背中の張力のバランスが整っていきます。お腹はキュッと引き寄せられ、姿勢が美しく立ち上がっていくのです。

立ち方

冷え・むくみの改善、
ふくらはぎ血流の改善

地面をしっかりと
踏みしめてみてください。

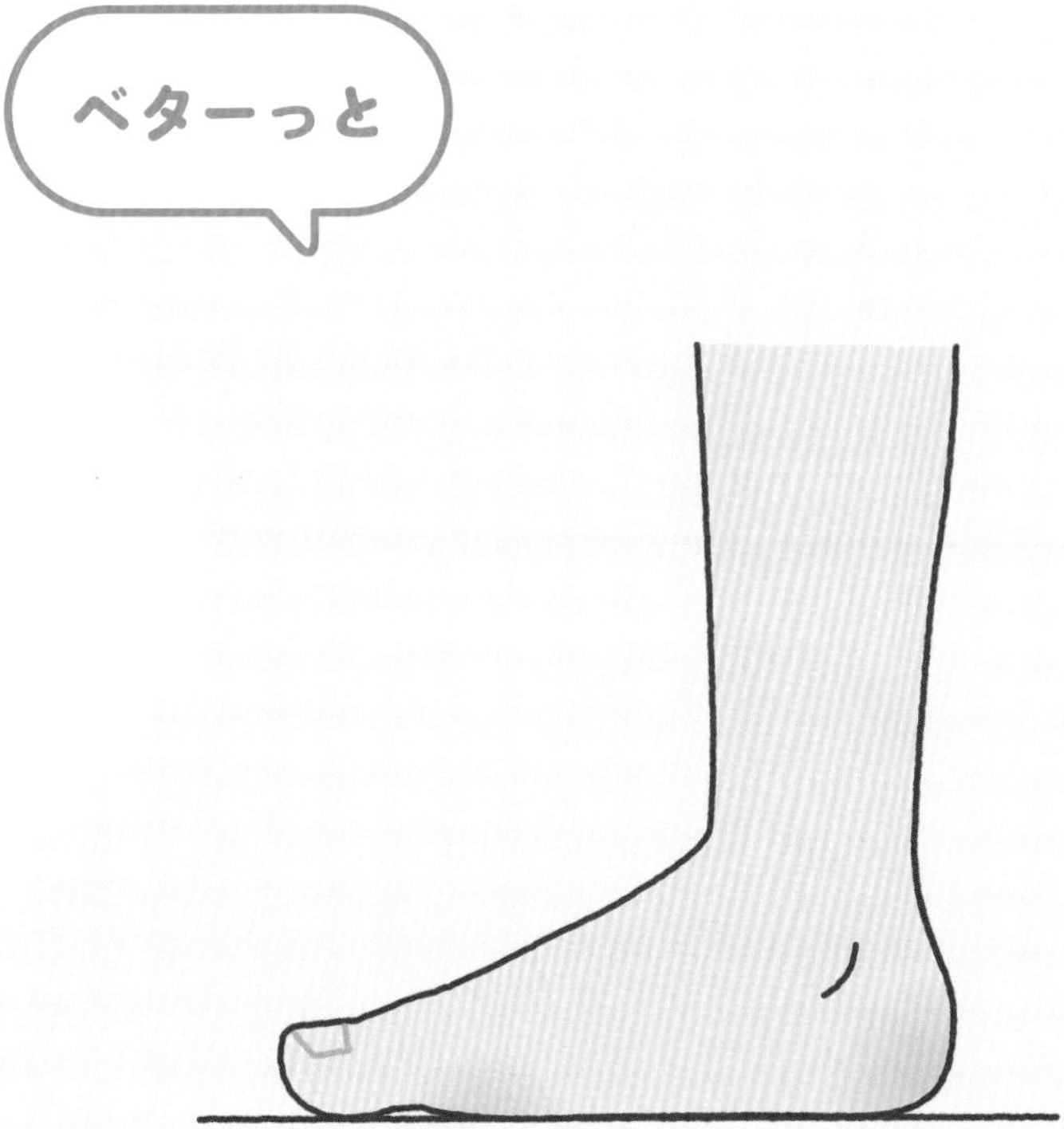
ベターっと

母指球、小指球、かかとの3点で立つ

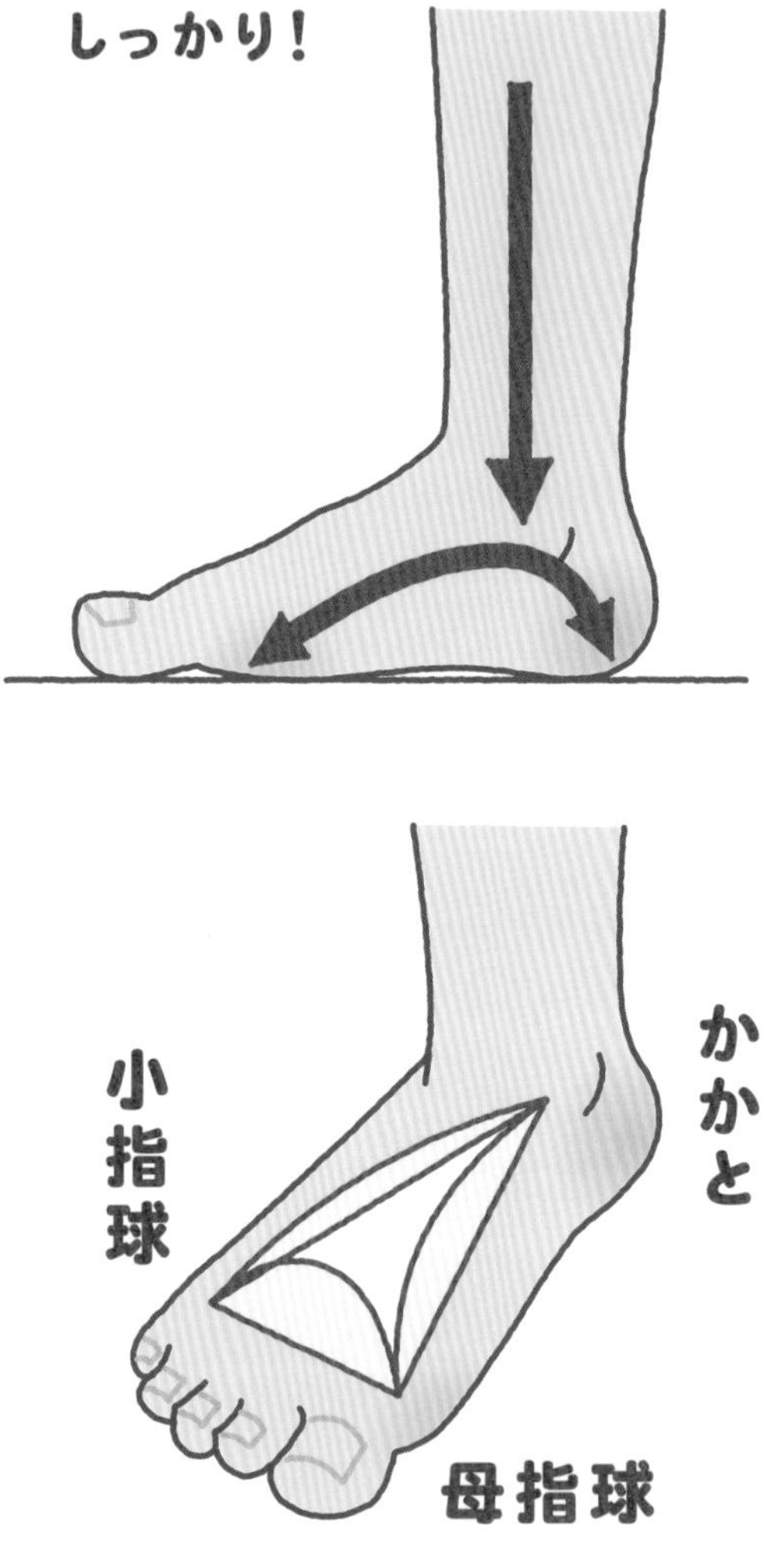

足の裏は3点で立つと疲れずに立っていられる

立ち仕事の方でダントツに多いお悩みは、足の疲れとむくみです。

「どうやって立ってたらいいんですか？」と何度聞かれたことでしょう。

私はその方にこう尋ねます。「あなたはどこで地面と接していますか？」

私たちの足の裏で重さを支えているのは、足裏の皮膚に隠された骨です。

その骨とは、母指球、小指球、かかとの3点。3点で支える構造はあらゆる方向からの外力に最も強いので、三脚としてカメラにも使われます。

三脚との違いは、その上に乗っているものが常に動くこと。足裏の3点にかかる圧は、その配分を常に変えるということでもあります。足は2本ですから、合計6つの点の間で重心が移動し続けています。重心移動が2〜3点に偏ると疲れますが、6点でまんべんなくパスを回しているときは、さほど疲れません。

ふくらはぎが緊張し続けると血行障害を起こし、乳酸がたまって疲労したり、むくんだり、静脈が浮き出てきて血栓症を呼び起こしたりします。血行不良で夜にムズムズすると、不眠にもなりかねません。

立っているときに、両足の6点の間を「ゆらいでいる」イメージを持つことで、それらのトラブルを防げるようになります。

座り方

腰痛の改善、
デスクワークパフォーマンスの向上

イスにリラックスして
座ってみてください。

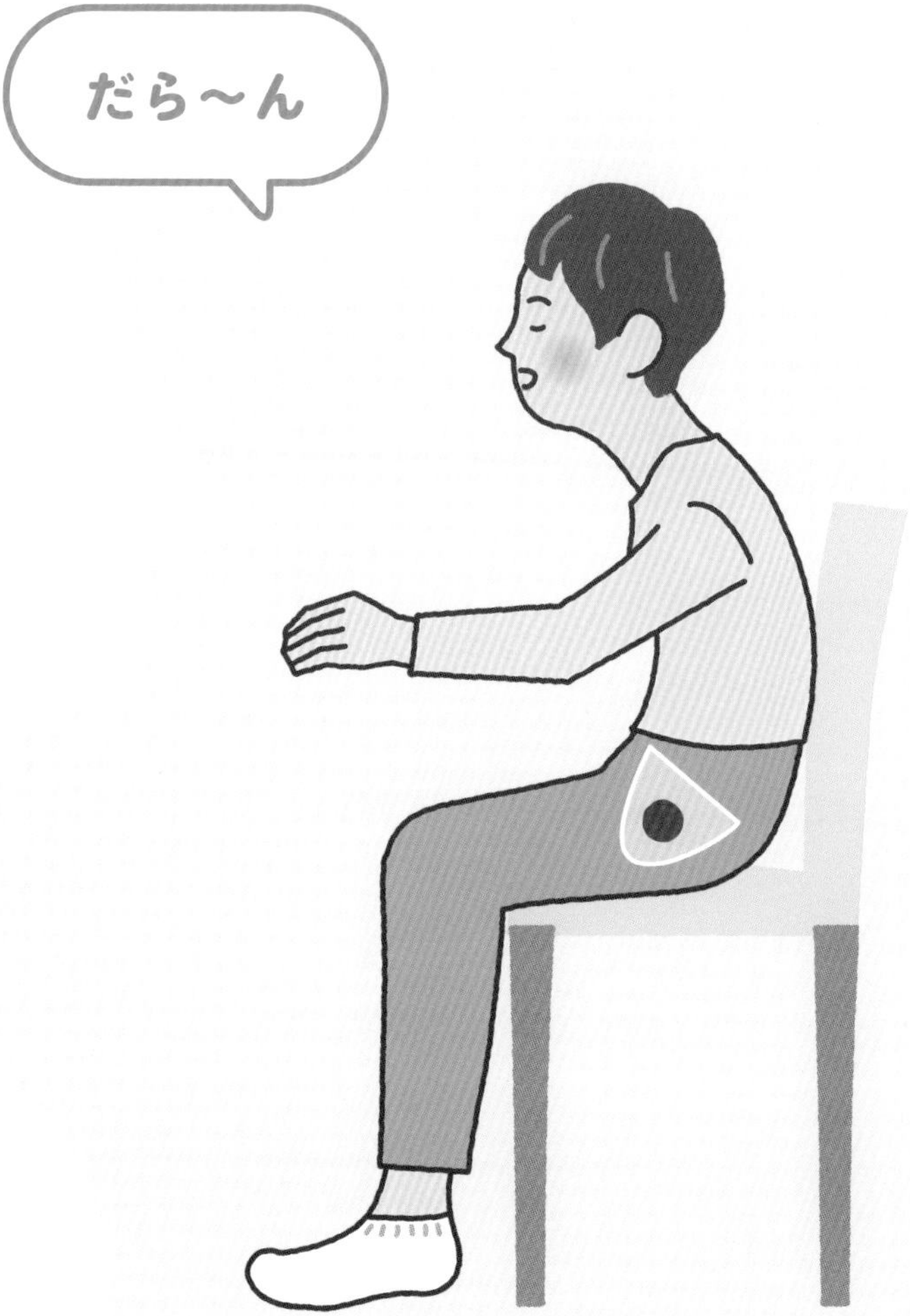
だら〜ん

イラスト見るだけ整体

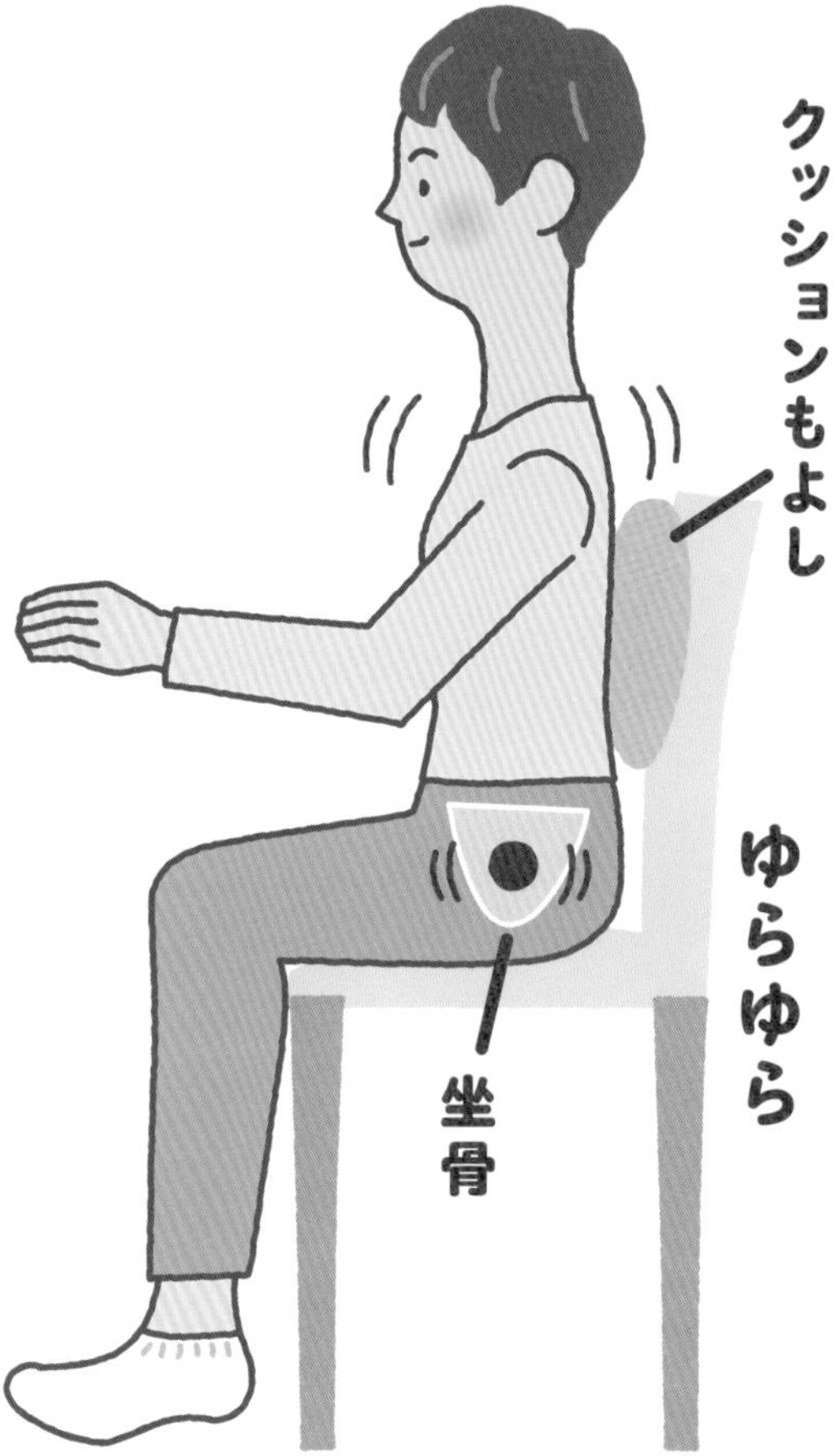

坐骨で座る

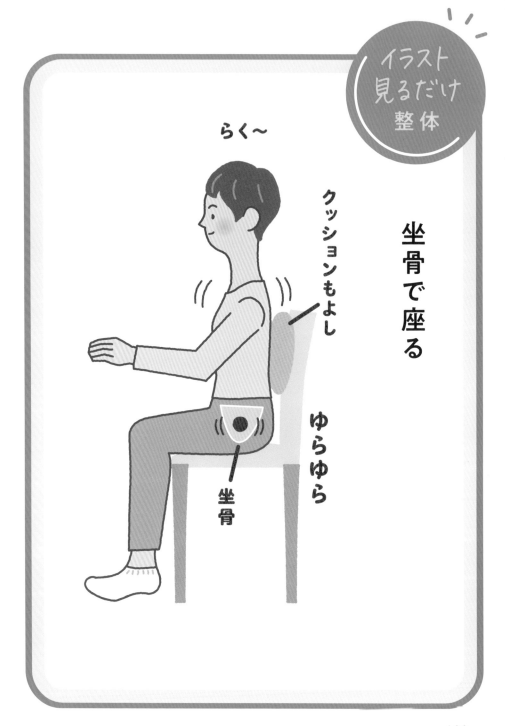

坐骨でバランスをとると デスクワーク中も体がかたまらない

先ほどの立ち仕事より、はるかにご相談が多いのは座り仕事についてです。どう座れば、長い時間疲れずに座っていられるのでしょうか？

モニターの前に何時間も座らされている人々の、心からの訴えは切実です。肩はコリコリ、首はカチカチ、腰も張って背中がこわばって……誰もがご自身の体のかたさの原因が「長く座りすぎている」ことだとわかってはいるのです。

仕事によっては、座りっぱなしの人もいます。動物にとって閉じ込められたり縛られたりするのは無条件にストレスなので、これはキツいですよね。

私たちの体には、筋肉さえジャマしなければ止まぬ動きがあります。代表的なものは「呼吸」、そしてバランスをとっているために起こる「ゆらぎ」です。

座面に接している骨は、お尻の下にある坐骨です。**坐骨の接地面はカーブしていて、ゆりかごのようにゆれ続けるのに最適です。**

体をつぶしていると、坐骨のカーブは押されて寝たままになってしまいます。疲れたときこそ、背骨の上に頭を乗せ、スッと背筋を立ち上げて骨盤をゆりかごのようにゆらしてみてください。呼吸と波とバランスのゆらぎがよみがえり、体がゆるんでいくのが感じられるでしょう。

ひざ

歩行がラクに、ひざ痛の改善

ひざは、どこで曲がると思いますか？

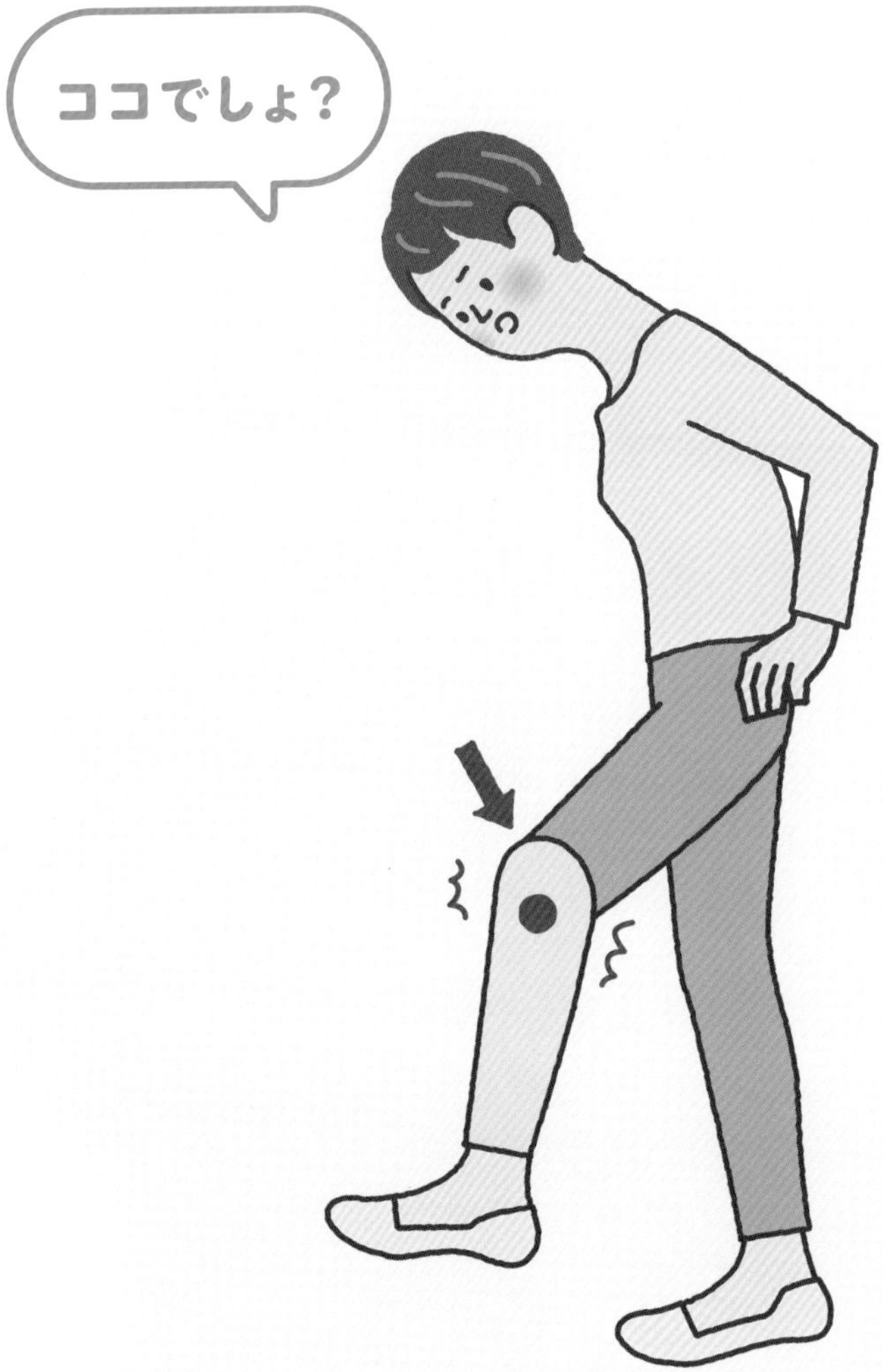
ココでしょ?

おさらの下でひざは曲がる

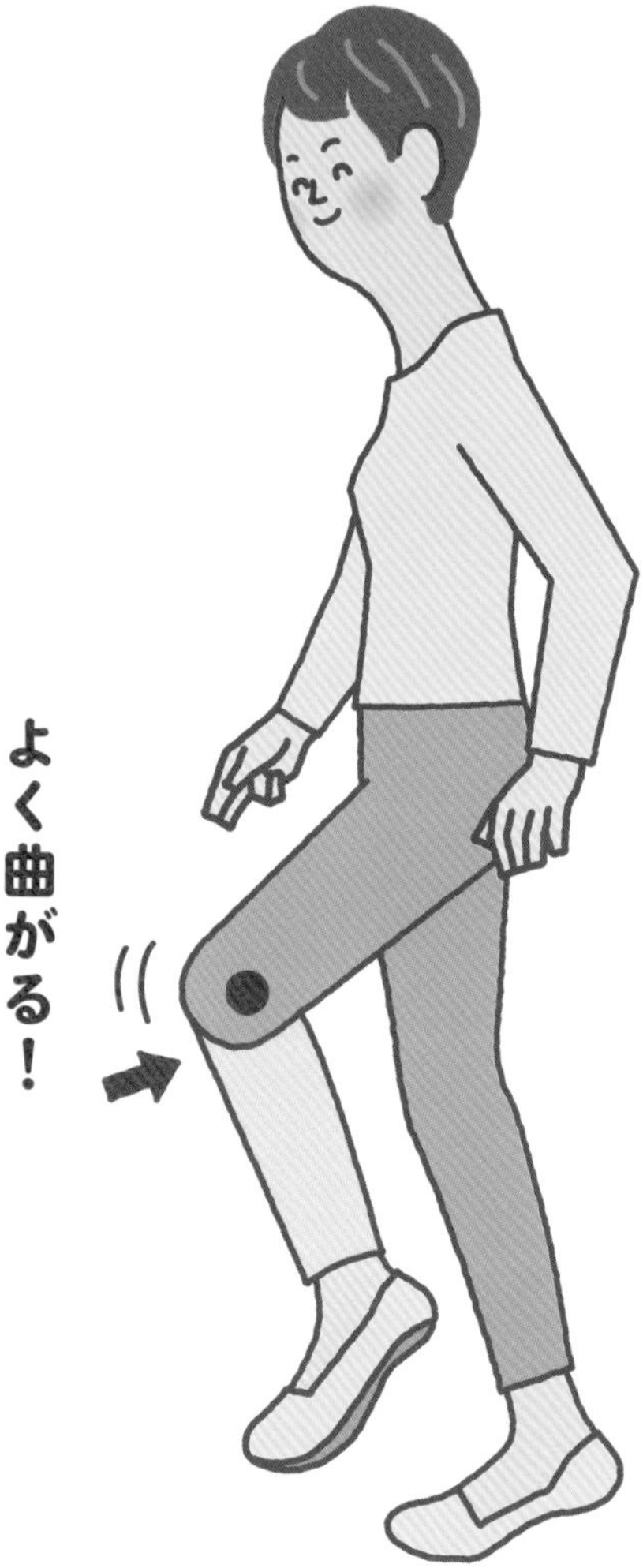

ひざをおさらの下で曲げると疲れずに歩き続けられる

歩くのが疲れる、足取りが重い……。

そんな方々に共通していることがあります。猫背であることと、太ももを頑張って上げていることです。

そんな方々に知ってほしいのが、ひざの本当の関節の位置です。ちょっと試してみましょう。

まずは座って、ひざだと思うところを指さしてください。多くの方はおさらのあたりを指すと思います。そのまま太ももを上げてもらうと、足全体を持ち上げようとするでしょう。ちょっと重く、ぎこちなく感じられるかもしれません。

でも本当のひざ関節は、イラストのようにおさらの「下側」です。そこから下は下腿《かたい》という、太ももとは別のパーツなのです。

そう思いながら太ももを持ち上げると、下腿が自由落下してぶら下がり、太もも自体はヒョイと簡単に持ち上がってしまいます！

ひざの関節の位置がわかると、下腿を持ち上げる役割が太ももからふくらはぎに変わるので、歩くのが急にラクになります。持ち上げる荷物が少なくなり、軽くなるのだから当然ですね。

足の指

歩行がラクに、
ひざ・股関節の負担軽減

足の指はどこから
曲がると思いますか？

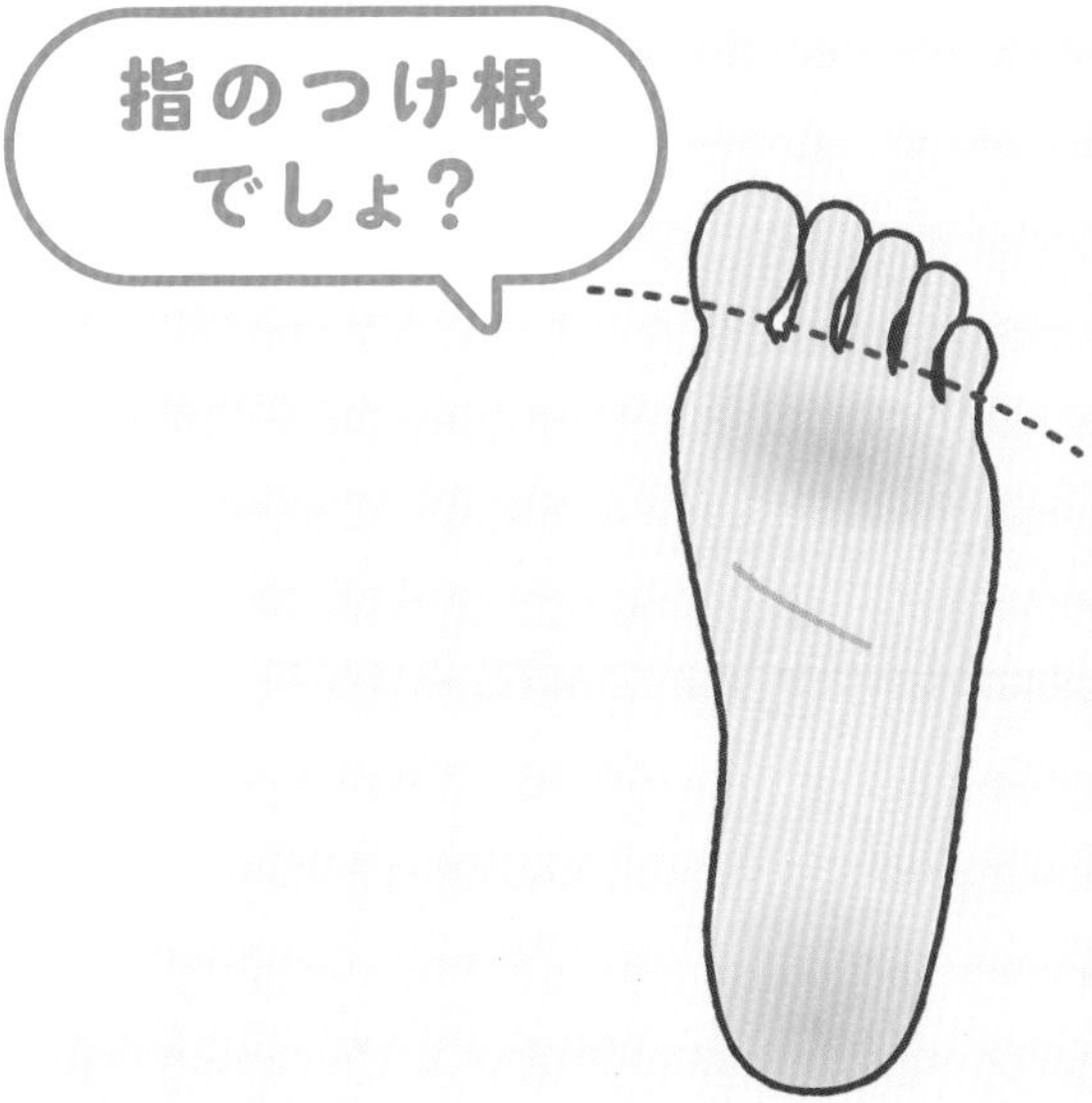
指のつけ根
でしょ？

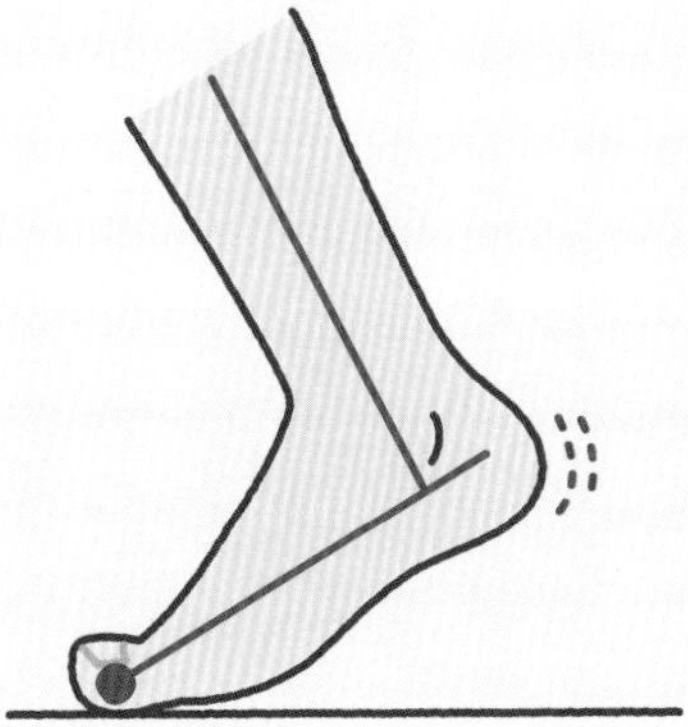

イラスト見るだけ整体

母指球・小指球のところで曲がる

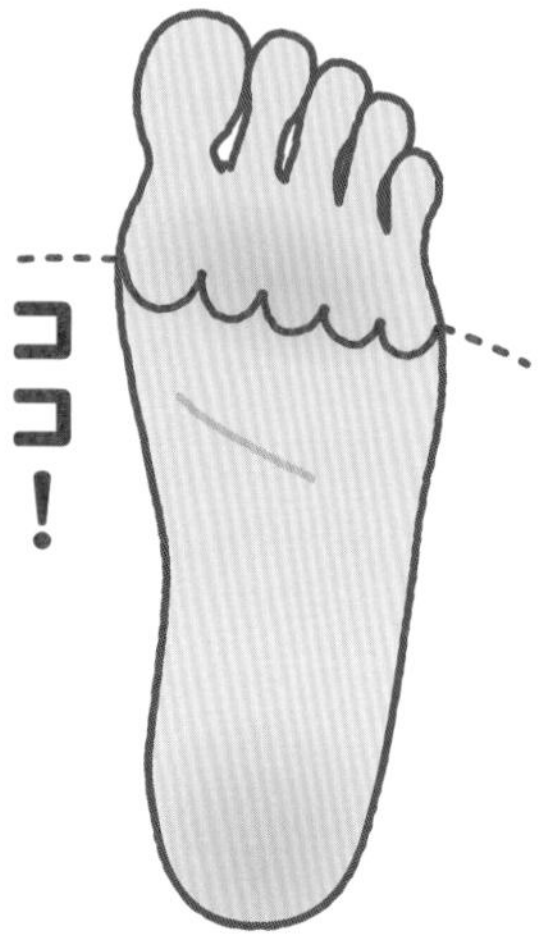

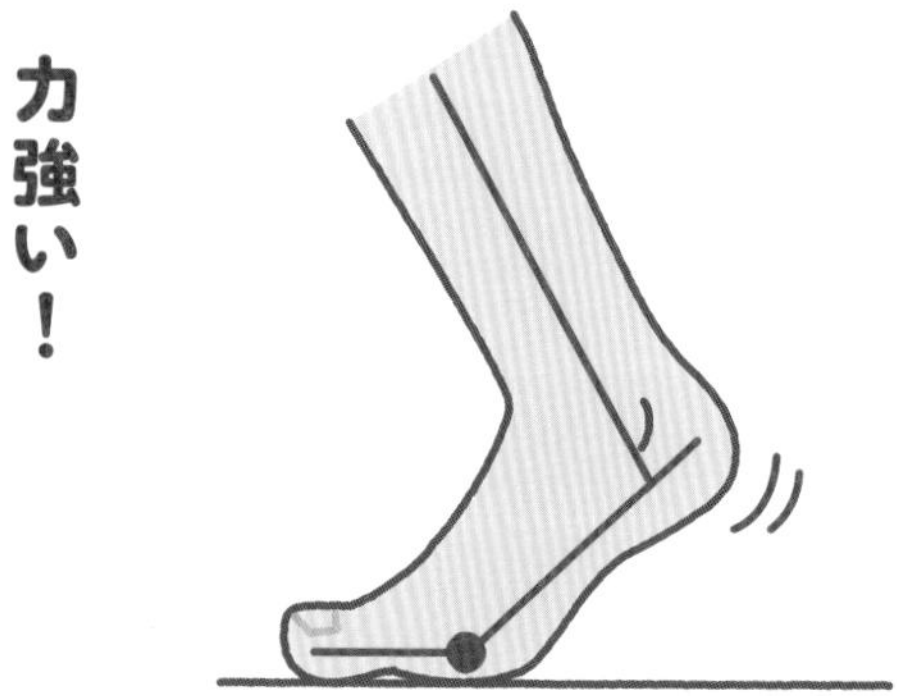

足指の曲がるところを知れば ラクに歩けるようになる

歩くという動作の中で、後ろにある足が地面を蹴り出し、体を前に進める動きがあります。このとき、足指の関節をかためてしまっている人がいます。

そもそも、歩くときに、足指はどこで曲がり始めるのでしょうか？

そんなこと、ふだんあまり注意していないかもしれませんが、実はとても重要です。

109ページのイラストのように、足指が曲がりにくいと、せっかく蹴り出した力も半減してしまうのです。足指がどこから曲がるかを知らないと、歩くのにムダな努力が必要になってしまいます。

それは靴がかたかったり、足と足指をかためてしまっている場合も同様です。足指は5本とも、母指球・小指球のところで根本から曲がり始める。このことさえ知ってしまえば、蹴った力をムダにすることがなくなります。

一歩ごとに体重がより前へ前へ、すいすいと運ばれていくのがわかり、より快適に歩くことができるはずです。

休み方

安眠、リラックス

お疲れ様でした。
一番リラックスできる姿勢で
寝転がってみてください。

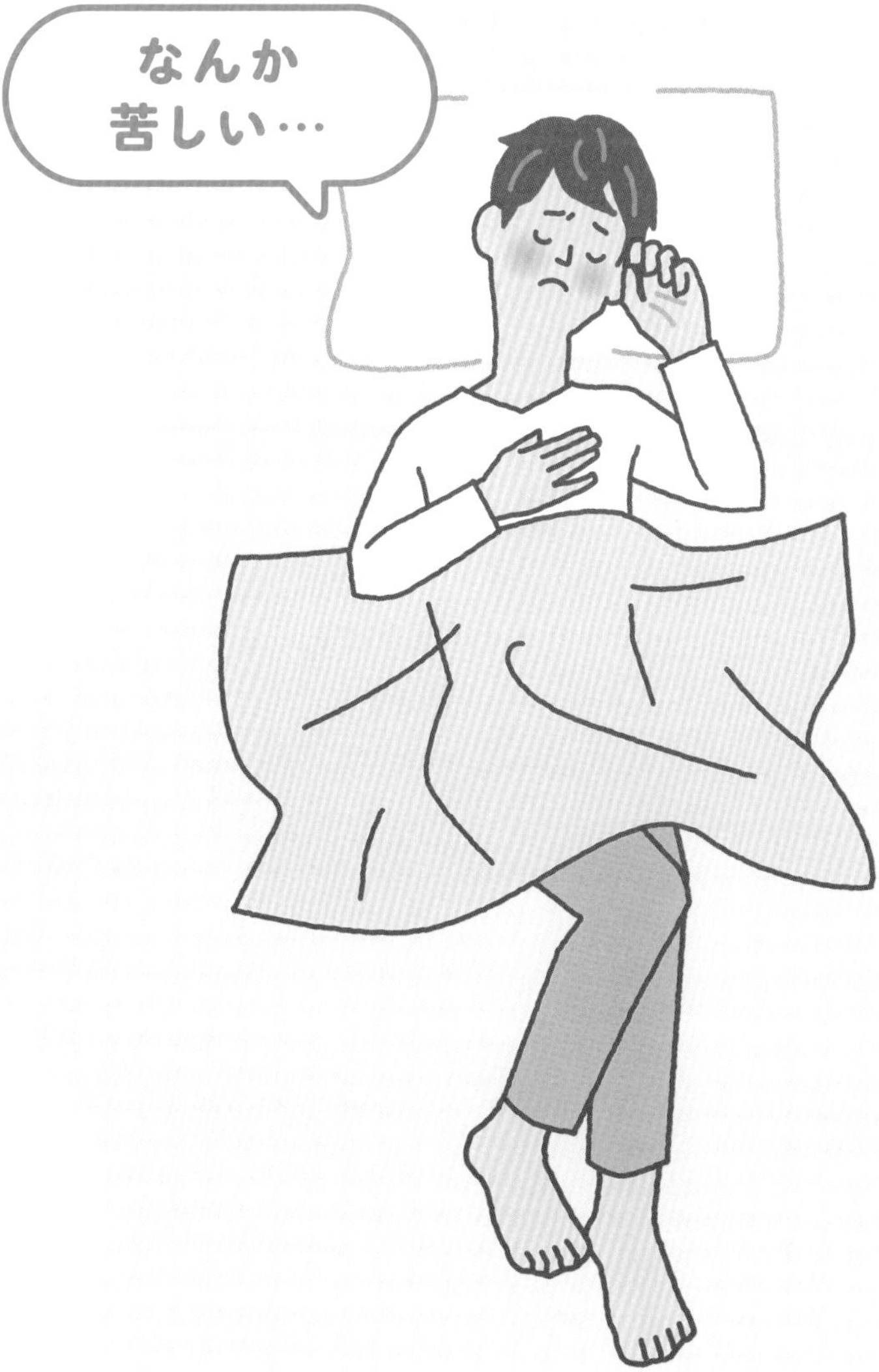
なんか
苦しい…

首を自由にしたまま、体を感じよう

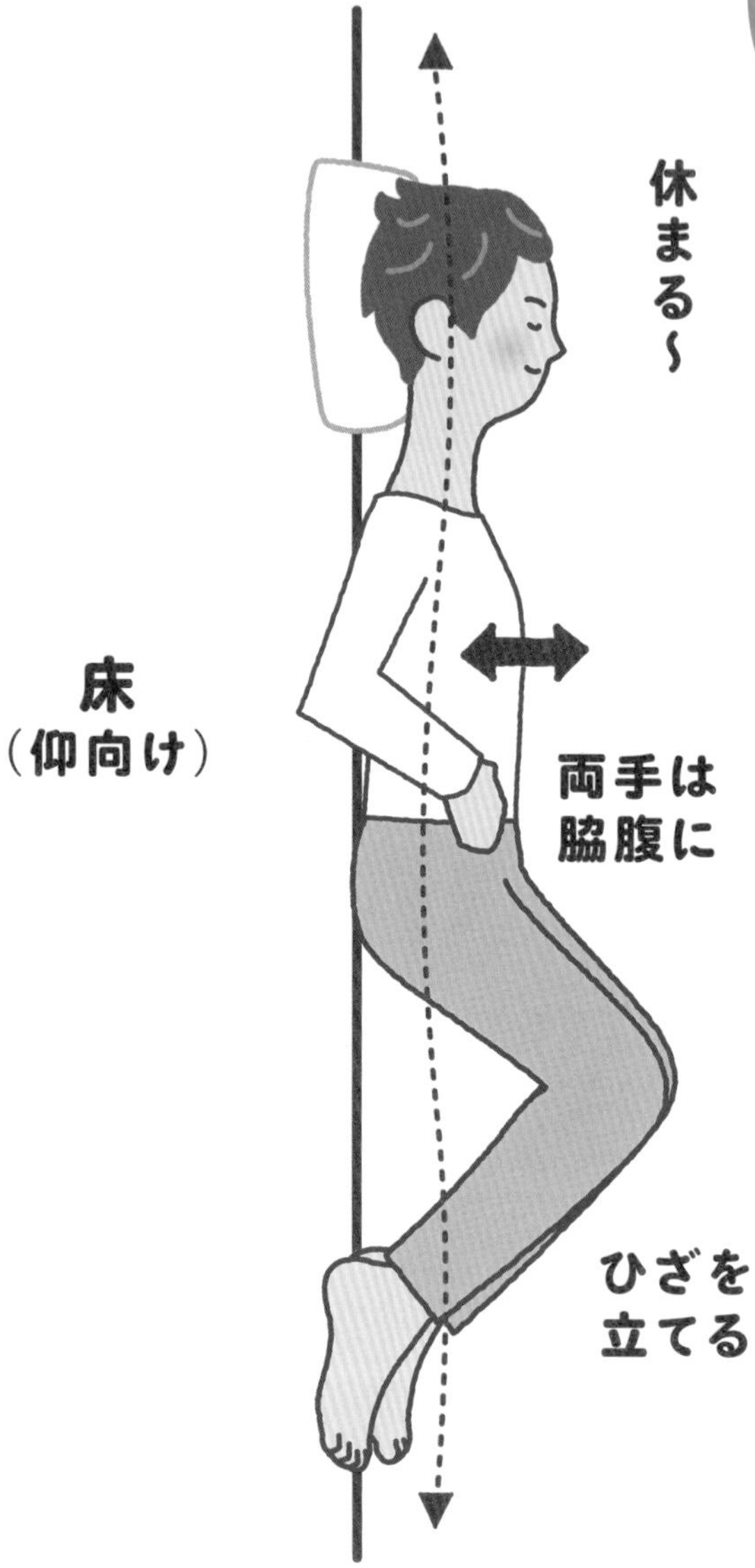

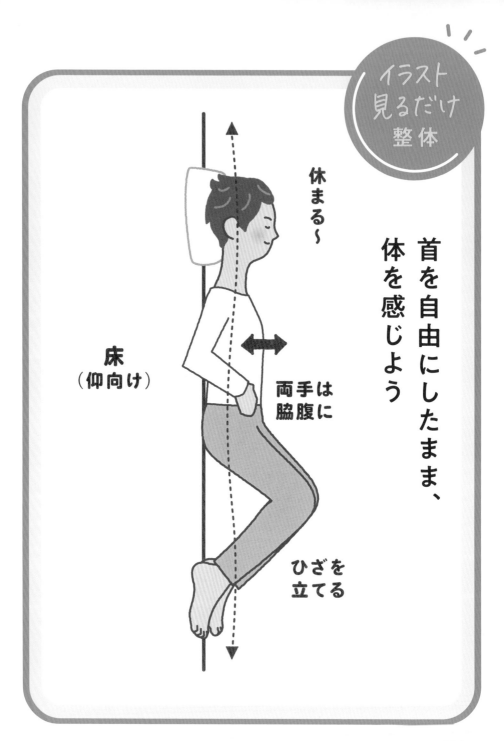

感覚と呼吸に身を委ねれば しだいに眠りに落ちていく

寝ても筋肉のこりや痛みが取れない、疲れが取れた気がしない……。

そんな切実な悩みが非常に多いので、寝るときについてもお話ししましょう。

枕や布団を変えるのもよいですが、もっと自然に即した方法をお伝えします。

背骨を横たえる、「セミスパイン」という方法です。**首を自由にしたまま体の動きを観察し、筋肉の緊張を取り除いて調子を整えていく、というものです。**

まず仰向けになり、両ひざを立てて足の力を抜き、両手を脇腹に乗せます。頭の下に折りたたんだタオルなどを敷くと、首がラクになるかもしれません。

そして以下の3つを順番にイメージします。

①体と床が接しているところを感じます（30秒）

②息を吸っているか、吐いているかに気づきます（30秒）

③背骨が頭側にもお尻（尾骨）側にも伸びていくと思います（30秒）

これは私が知る限りで最も手軽で効果のある休息方法で、瞑想のようでありながらも、瞑想ほど時間を必要としません。

そのまま眠るのなら、③が終わったら足を伸ばせばいいのです。呼吸のゆるやかで心地よいリズムが繰り返され、しだいに眠りに落ちていくことでしょう。

「頭は背骨の上に乗っかる」を知るだけで肩こりや高血圧の薬から自由になれた

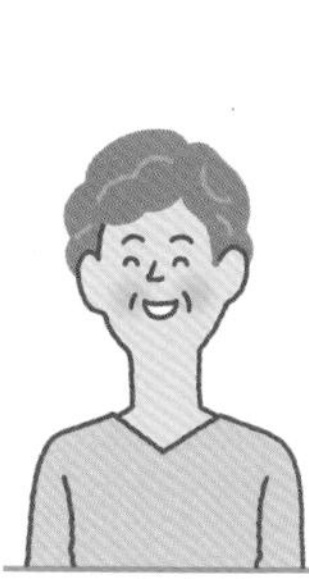

60代女性
Aさん

高血圧は現在の推定患者数4300万人という代表的な国民病です。診断されると基本的に降圧剤を処方され、一生飲み続けることになります。

高血圧は心臓病、脳血管疾患などのリスクの高い生活習慣病の主な原因のひとつであり、血圧を基準値まで下げることそれ自体は、とても理にかなっています。

しかし、降圧剤にはめまい、ふらつき、動悸、倦怠感、蕁麻疹《じんましん》などといったデメリットもあります。**「一生薬を飲み続けなければ」「飲み忘れると危険」というプレッシャーを一生抱え続ける、気持ちの面での負担も無視できません。**

高血圧になってしまう原因はさまざまです。偏った食事、運動不足、生活習慣の乱れ……さまざまな原因が知られていますが、ひとつ、見落とされているとても重要な要素があります。

それが、「筋肉の慢性的な緊張」です。なぜそれが高血圧に結びつくのか、説明しましょう。

まず、筋肉の慢性的な緊張は血行を悪くします。交感神経を刺激して、血管を縮めたり、かたくさせたりすることで、またさらに血行が悪くなる……という悪循環に陥ってしまうのです。

筋肉の緊張が「自律神経の乱れ」や高血圧を起こしうることは、一般的にあまり知られていません。病院の診察室でも、この点についてはあまり介入がされていないというのが現状です。

「自律神経の乱れ」の原因になっている「筋肉の緊張」を取り除くことができれば、血圧の上昇を防ぎ、降圧剤を手放すことも不可能ではありません。

60代女性のAさんは、2年前に高血圧と診断され、それ以来ずっと降圧剤を飲んでいました。日常生活の中では、慢性的な肩こりがどうしてもつらく、姿勢が悪いのが原因だと考え、少しでもよくなればと私の所に来られました。

Aさんの体を調べさせてもらったところ、頭の重さで、首や姿勢がひどく押しつぶされていました。

首が自由でないと、血液を頭部に押し上げるために、心臓にかなりの負担がかかります。この姿勢が高血圧の一因になっている可能性は十分にあると考えられました。

私はAさんに2つのことをお伝えしました。

【頭と首】「耳・鼻」のラインで頭と首が分かれる（26ページ）

【頭】頭は上へ前へ（30ページ）

そう言いながら一緒に場所と動きを確認していくと、Aさんは「あら？　頭が重くないし、肩がラクだわ」といって、その日は笑顔で帰ったのです。

その後3か月ほど経った頃、Aさんは階段で息切れしなくなっていることに気づきました。医者に相談したところ、降圧剤をいったんやめて様子を見ることになりました。

それはAさんにとって、私が想像するよりも胸が晴れたことでした。「薬を一生飲まなければいけない」というのは、もう健康になれませんよ、という烙印《らくいん》を押されたように感じていたようでした。

その後Aさんの血圧は安定していて、薬いらずで元気に生活しています。今でも、頭の重さをどう扱うかを思い出しては、姿勢を見直すそうです。

何らかの不調を抱えたときに、医者にかかることはとても大切です。**しかし同時に、「筋肉の慢性的な緊張」も、原因のひとつなのでは？　という視点も持っておいていただけると嬉しいです。**

医師のことば

血圧は、心や体の緊張によって上昇します。筋肉の緊張をとり自律神経を整えれば、血圧も安定すると考えられます。

その怒りっぽさ、筋肉の緊張のせいかも？「骨盤がゆらぐ」で腰痛と人間関係が改善

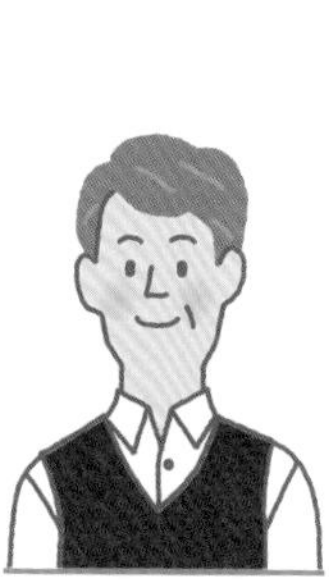

50代男性
Bさん

「仕事が原因で腰痛になった」というのは、よく聞く話ですね。この腰痛ですが、労働災害として認定されにくいことは、ご存じでしょうか？

日常で腰痛の要因になりそうなことが山ほどあって、「労働が原因」と言い切れないのです。

腰痛の生涯罹患率は84％といわれ、ほぼすべての人が経験します。そのためか、「よくあること」と軽視されたり、「仕方のないこと」とあきらめられたりしがちです。

しかし、腰痛でしゃがめない、短時間しか座っていられない、車に乗りたくない、外出が苦痛になる……といった理由で生活の質を著しく阻害される場合も少なくないのです。

介護職のBさんもその一人で、20年もの間、慢性的な腰痛に悩まされてきました。

やがて、靴下を履くのも苦労するほど腰痛は悪化し、整骨院や整形外科へ行くようになりました。湿布を貼ったり、マッサージや電気治療を受けたりするものの、効果はその場限り。腰痛はまったく解消されません。

何か根本的なアプローチが必要なのではと思い、筋トレなどのエクササイズをやってみましたが、痛みは増すばかりだったのです。

私はBさんの話を聞いて、「仕事のどのときが辛いですか」と尋ねると、しゃがむ姿勢が一番つらいとのことでした。

そこでBさんにこうお伝えしました。

「しゃがむときに一番深く曲がるのは股関節です。股関節が一番曲がると思いながら、しゃがんでみてください」

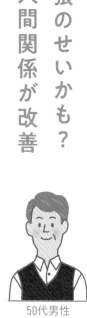

【股関節・体の中心】股関節で「上半身」「下半身」が分かれる（46ページ）

【骨盤】骨盤はいつもゆらいでいる（50ページ）

するとふだんより簡単にしゃがみ動作を繰り返すことができ、いつもの腰痛が起こらないのでビックリされていました。

ただ「知る」だけで、それがきっかけとなって、体の動かし方や姿勢、そして腰痛までも改善してしまったのです。

そしてその変化は、他のスタッフとのコミュニケーションにも及んできました。**腰痛がないと、気持ちに余裕が生まれ、物腰まで穏やかになっていったそうです。**

Bさんは、介護現場では管理職でした。振り返ってみると、現場をよりよくしようとするあまり、目ざとく人の仕事のアラを見つけてはイライラしたり、若手スタッフに威圧的になっていたそうです。

私はBさんに最初お会いしたときの、お顔の鋭い印象を覚えています。それがお会いするたびに、温厚な表情に変わっていきました。

腰痛ほど自覚的ではなかったにせよ、人間関係でも苦労があり、お悩みだったのだと思います。

急に心を入れ替えて、穏やかな態度で人と接するのは、頭で考えるよりずっと難しいものです。

メンタルの問題を思考で解決しようとしても、すぐに限界がきてしまいます。人は自分にウソをついてごまかしても、一方で本当の気持ちを自覚してしまうので、心がけで自分を変えるのは難しいのです。

一方、体のイメージを書き換えるのは、とても簡単です。すぐに体に反映できて、見てわかる結果が表れます。アンガーマネジメントを行う前に、まずは体から見直していくことを、おすすめします。

医師のことば

正しい生活習慣、正しい姿勢で、血液・リンパの滞りが改善されれば、筋肉がゆるみ、痛みが緩和され、心にゆとりが生まれます。

「目や舌は意外と大きい」を知るだけで慢性的な頭痛や眼精疲労が劇的に改善

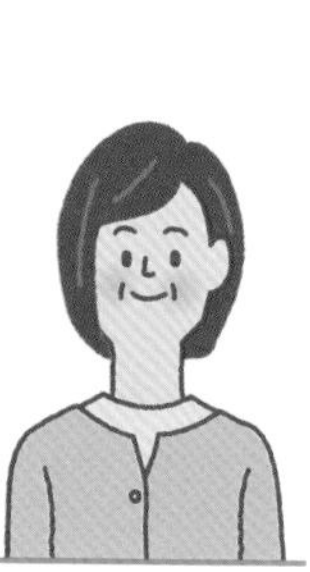
50代女性
Cさん

スマホやPCによって、眼精疲労や頭痛に悩む人が増えています。目薬や頭痛薬が手放せない……という方も多いのではないでしょうか。私たち現代人にとって目のケアは待ったなしの状況です。

目を休ませることは、とても大切です。ただ、それだけでは改善しない場合、考えられるもうひとつの大きな原因があります。

それは、慢性的な筋肉の緊張です。

今回ご紹介するCさんは、そのことを示唆してくれる典型的なケースでした。

Cさんは、田舎で家業を継いだ経営者です。ストレスを抱えながら、必死で商いをしていました。

しかし数年後には頭痛が毎日出はじめ、慢性化してしまいます。

神経内科や頭痛外来に行って検査をしても、異常はなし。市販薬はもちろん、処方薬にも大した効果を感じられませんでした。それから鍼《はり》、漢方、サプリメント、手技治療、ヨガやストレッチ……あらゆるものを試しましたが、頭痛に効くほどの手応えはありませんでした。

Cさんの上半身が硬直しているのは、一目見ただけで明らかでした。特に目が緊張で圧迫され、あごをぎゅっと噛み締めている様子でしたので、私はこう伝えました。

「目や舌って、こんなに大きくて、ふっくらしているんですよ」

【目】目はけっこう大きい（58ページ）

【舌】舌は根元からで、大きい（70ページ）

それを聞いただけで、Cさんの顔から緊張がスッと消えていきました。おそらく頭で想像されて、それが体にも影響を及ぼしたのでしょう。

それはまるで、体の中でせき止められ、滞っていたものが、いっきに流れ出したかのようでした。

そして、頭痛まで軽減していることに気づきました。目の緊張や食いしばりがこれほど直接的に頭痛に関係していたことに、Cさんはとても驚いたようです。緊張から解放されたのは数年ぶりとのこと、とても感動されていました。

その後、天候や家庭の状況などでぶり返すこともありましたが、しだいに頭痛のない日が増えていくようになり、薬はすっかりやめてしまいました。

Cさんは、デスクワーカーの典型的な筋肉の緊張を持っていました。

パソコンやスマホによる「眼精疲労」と、噛み締めによる「咬合関連症候群」。この二つが重なったことで、強い頭痛が継続的に起きていた可能性があります。Cさんには、目や口周りのイメージを変えることが劇的に有効に働きました。

目の緊張も噛み締めも、どちらも無意識のうちにしてしまっていることです。それを感じたり、自覚したりしにくいことから、いつのまにか筋肉の緊張が増大してしまいやすいのです。

こうした無自覚に働いている筋肉の緊張が、生活を困らせることに発展してしまう……。これはCさんにかぎった話ではありません。

これを読んでいる今、目にギュッと力を入れていたり、舌を縮めたり、口内に押し付けたりしていないかチェックしてみてください。意外と多くの方が、無意識に緊張していることに気づくと思います。

その緊張は体のイメージを少し見直すだけで、途端に解放されたりするものです。

医師のことば

眼精疲労・噛み合わせによる首・肩の筋緊張は、頭痛やめまいをもたらします。まずは気づいて、イメージを変えることが大切です。

座り姿勢の「不要な努力」を手放したら「不眠」「うつ病」がいっきに改善

うつ病は有病率6％と言われ、日本人の16人に一人が生涯で経験するという、ごくありふれた病気です。そして、うつ病の人の実に77～90％が不眠症を併発しています。

私は、うつ病の方で、体の快適な人に出会ったことがありません。特に、不眠症を伴ったうつ病の方の体は虚脱している——一見やわらかいように見えるのですが、実はかたまっている、という場合がほとんどです。

体のバランスが崩れているため、筋肉の緊張は強くなり、肩こりや腰の張り、呼吸の浅さ、息苦しさを伴って、体が重く動きにくくなります。頭痛やめまいに加えて、吐き気、食欲低下、便秘など消化器官の問題も多く見られます。

そのような緊張状態では、自律神経が乱れて、不眠になってしまうのも当然といえるでしょう。

しかし裏を返せば、筋肉の緊張を解き、体のバランスを取り戻しさえすれば、うつ病や不眠が改善する可能性もあるということです。

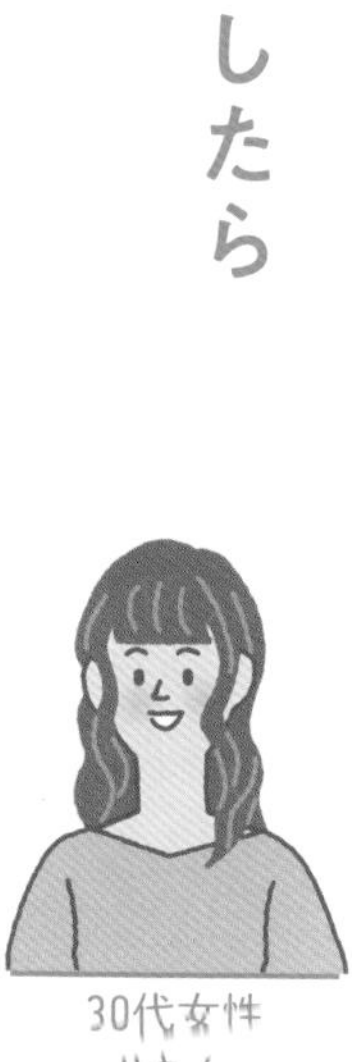

30代女性
Dさん

Dさんは、1日8時間のデスクワークによる腰痛で、整形外科にかかっていました。しかし湿布やマッサージをしても、腰痛は改善しませんでした。

ふだんの座り姿勢や生活スタイルのことをお聞きし、筋肉の緊張を調べさせてもらいました。すると、股関節の代わりに骨盤が胴体を押しつぶして座り、パソコン画面に向かっていたことや、そのうつむき姿勢が仕事以外の時間もその傾向でいることがわかりました。

そこで私はDさんに、座りながら骨盤がゆれるところをお見せしました。坐骨でバランスをとると、デスクワーク中も体がかたまらないのです。

【座り方】坐骨で座る（102ページ）

「座る格好が心地よいなんて、今まで感じたこともなかった」

自律神経の乱れと筋肉の緊張が悪循環になってしまい、それこそ何十年も「快適な体」を経験しなかった方もいらっしゃいます。Dさんもその一人で、実際に試してみて心底驚いているようでした。

Dさんからは、不眠で悩んでいることも聞いていました。うつ病の診断もされており、抗うつ剤と睡眠導入剤を飲んでいるとのことでした。

そこで、私はDさんにリラックスしてスッと眠りにつく、とっておきの方法を教えました。

【休み方】首を自由にしたまま、体を感じよう（114ページ）

その後、Dさんは、デスクワーク中は坐骨のゆらぎに意識を向け、眠るときは首を自由にしたまま体に注意を向け続けました。

すると気がつけば体のこわばりがほどけてきて、腰痛や不眠が軽減していったのです。

心療内科の先生に報告したところ、睡眠導入剤や抗うつ剤を徐々に減らしていくようになり、半年経って薬を完全に卒業することができました。

近年は、うつ病に対して、薬やカウンセリング以外のアプローチも盛んになってきました。運動や瞑想が有効なのは、データからも明らかです。

しかし、うつ病特有の「意欲減退」が障壁になって、継続していくのが難しく、一時的な改善にとどまるケースは後を絶ちません。

それより私がお勧めするのは、まずは体の認識を変えること。今すぐできて、難しくないし、副作用もありません。ぜひトライしてみてください。

医師のことば

心と体はつながっています。薬で症状が改善しない例も多く、自律神経のバランスを取り戻すには体からのアプローチも大切です。

この本の元になる「アレクサンダー・テクニーク」って何？

「筋肉の緊張」をとり、体が本来持っている力を100％引き出すための身体技法です。

100年以上前、イギリスのF.M.アレクサンダー氏が「首の後ろの筋肉が緊張しておらず、首が自由でいれば、全身も自由になる」と発見し、緊張を取り除くメソッドを確立しました。

この画期的なメソッドはたくさんの弟子に引き継がれて、主に欧米において演劇（演技）や演奏、歌唱などの分野で広まっています。孫弟子の一人、ビル・コナブル氏が考案した「ボディ・マッピング（体の地図）」という概念も、本書では大いに参考しています。

いったい何が、そんなにスゴいの？

私たちは、それぞれの仕事内容や趣味、生活スタイル、性格などによって、一人ひとりが特有の動きや緊張を持っています。アレクサンダー・テクニークは「動きや姿勢を妨げている、よけいな緊張をやめる」という、とても汎用性の高い技法です。そのため、応用範囲がとても広く、**実践したときに、すべての人が何らかの恩恵を受けることができます。**

近年は、医療への応用が進んでいます。**特にリハビリテーションやリラクゼーションの分野では、心のつらさや体の痛みが軽減されたとの報告が相次いでいます。**

その割に、あまり有名じゃないですね？

そんなことはありません！　最近では、女優の菅野美穂さんが実践されていたとテレビで発言していました。松任谷由実さんやポール・マッカートニーさんも、熱心な生徒だったようです。明治大学教授の齋藤孝先生も、ご著書『上機嫌の作法』（角川oneテーマ21）の中で、アレクサンダー・テクニークを紹介してくださっているんですよ。

特にここ数年の勢いには、目を見張ります。**複数のアレクサンダー・テクニーク教師の本がヒットし、著者がテレビや雑誌に出るようになって、だいぶ世間の認知度も上がりました。**

どうすれば、体験できるの？

この本は、アレクサンダー・テクニークのエッセンスを体験できるようになっています。**実際にレッスンを受けてみたくなったら、ぜひお近くのアレクサンダー・テクニーク教師に連絡をとってみてください。**あなたのお悩みを軽減するヒントを、実地で教えてくれるはずです。

日本アレクサンダー・テクニーク協会（JATS）　https://www.alextech.net

私もふだんは兵庫県西宮市やオンラインで、たまに都内でもレッスンをしています。よろしければ、こちらまでご連絡ください。大橋しんの公式サイト　https://www.ohashishin.com

おわりに

「バタフライ効果」という言葉をご存じでしょうか？

ヒラヒラと飛ぶ蝶の羽ばたきが、地球の裏側で竜巻を起こしている可能性がある……小学生だった僕はとてもワクワクしたのを覚えています。


ほんの小さなことが、大きな「流れ」を生み、全体に影響を与える。

私たちの体も同じです。


この本は、体に対する「間違ったイメージ」を変えていくものです。

そんなささいな「蝶の羽ばたき」程度のことが、魔法のように体の調子をよくしてしまうことがあります。

紹介しているのは、すでにたくさんの人々に試して、効果のあったものばかり。ぜひ、あなた自身の体でも試してほしいと思います。

「年々増え続ける、自律神経の乱れによる不調に、何ができるか?」

この問いに対して、本書は新しい回答を提示しています。

自律神経失調症は、その因果関係を捉えるのが困難です。医療機関でもケアの方法が定まらず、困って私を訪ねてくるケースが後を断ちません。

そんな不調を抱えた人々には「体の緊張が抜けない」という共通点があることを、私は見出しました。

まずすべきことは、体の緊張をゆるめること。それは、「本当の体のしくみ」を知るだけで、実現できるということ。

この本でそのことを知ってもらえれば幸いです。最後までお読みいただき、ありがとうございました。

「難治性患者専門」特命理学療法士、アレクサンダー・テクニーク教師　大橋しん

［著者］

大橋しん（おおはし・しん）

「難治性患者専門」特命理学療法士、アレクサンダー・テクニーク教師

岐阜県生まれ、兵庫県西宮市在住。（株）フローエシックス代表取締役。ドイツでチェロの修業中にアレクサンダー・テクニークを知り、帰国後に理学療法士とアレクサンダー国際認定教師の資格を取得（両資格の所有者は国内初）。救急病院勤務を経て、整形外科クリニックにて「特命理学療法士」として数々の難しいケースを解決。2020年に独立し、リハビリと太極拳を中心としたスタジオを開設。姿勢改善の研究成果を積極的に学会で発表しており、医療だけに頼らない健康とケアのあり方を提案している。テレビ・ラジオ出演多数。著書に10刷のロングセラー『魔法のフレーズをとなえるだけで姿勢がよくなるすごい本』、『すごい自然体に読むだけでなれる4コママンガ』（いずれも飛鳥新社）がある。

大橋しんの公式サイト　https://www.ohashishin.com

［監修］

芦田京子（あしだ・きょうこ）

Ashida Clinic院長

大阪医科薬科大学卒業。同大学病院内科学教室、松下記念病院等での研修、研究、診療を経て、2010年、Ashida Clinicを開院。栄養療法、漢方治療、点滴療法等を取り入れ、予防医学に力を入れた診療を行っている。

イラスト
安久津みどり

カバーデザイン
小口翔平＋嵩あかり（tobufune）

本文デザイン
沢田幸平（happeace）

校正
入江佳代子

DTP
三協美術

編集
小林徹也

筋緊張《きんきんちょう》がとれ、自律神経《じりつしんけい》が整《ととの》う
イラスト見《み》るだけ整体《せいたい》

2023年12月14日　初版発行
2024年 3 月20日　再版発行

著者　大橋《おおはし》しん
監修　芦田京子《あしだきょうこ》
発行者　山下直久
発行　株式会社KADOKAWA
〒102-8177　東京都千代田区富士見2-13-3
電話0570-002-301（ナビダイヤル）
印刷所　図書印刷株式会社
製本所　図書印刷株式会社

ISBN 978-4-04-606501-8　C0077